HEYNE BÜCHER

ESOTERISCHES WISSEN

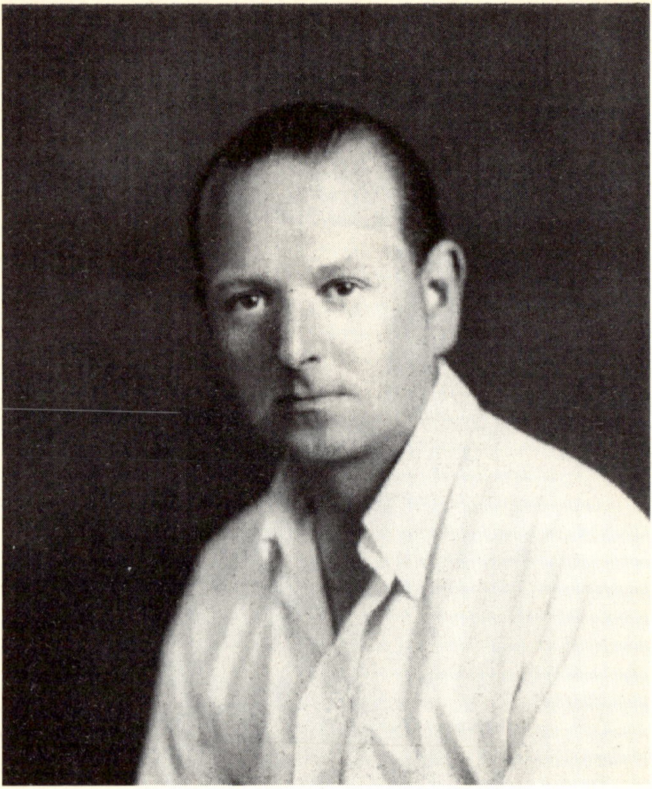

Dr. Edward Bach (1886-1936)

Nora Weeks

Edward Bach

Entdecker der Blütentherapie
Sein Leben – seine Erkenntnisse

Aus dem Englischen übertragen
von Christian Quatmann

WILHELM HEYNE VERLAG
MÜNCHEN

HEYNE ESOTERISCHES WISSEN
Herausgegeben von Michael Görden
08/9713

Umwelthinweis:
Dieses Buch wurde auf
chlor- und säurefreiem Papier gedruckt.

Die Originalausgabe erschien unter dem Titel
THE MEDICAL DISCOVERIES OF EDWARD BACH
bei The CW Daniel Company Ltd., Saffron Walden, Essex, England
Genehmigte Taschenbuchlizenzausgabe 1997 im
Wilhelm Heyne Verlag GmbH & Co. KG, München
Printed in Germany 1997
Umschlaggestaltung: Atelier Adolf Bachmann, Reischach
Umschlagillustration: Hubert Durz, MEV, Augsburg
Druck und Bindung: Presse-Druck, Augsburg

ISBN 3-453-11835-9

Inhalt

Einführung von Mechthild Scheffer 7
Informationen zur Bach-Blütentherapie 12
Edward Bach – die frühen Jahre 13
(1903–1906) Erste Kontakte mit der Arbeitswelt 16
Das Medizinstudium 19
Der Pathologe und Bakteriologe 23
Begegnung mit der Homöopathie 29
(1922–1928) Die sieben Bach-Nosoden 36
(1928–1930) Die Entdeckung der drei ersten Pflanzenheilmittel 43
(1930) Abschied von London 49
(Mai–Juli 1930) Die Entdeckung der Sonnen-Methode 53
(Juni–Juli 1930) Die Entstehung des Werkes *Heile dich selbst* 59
Die Grundsätze der neuen Therapie 63
(August–September 1930) Die Entdeckung sieben weiterer Heilpflanzen 70
Einige Fallbeispiele 76
Die Enstehung des Werkes *Free Thyself* 87
(1932/33) Therapeutische Erfahrungen mit den Mitteln *Water Violet, Rock Rose* und *Gentian* 92
Die Niederschrift der Broschüre *Die zwölf Heiler* 101
Die Entdeckung der Heilmittel *Oat, Olive* und *Vine* 108
(1930–1934) Cromer 113
Bach entdeckt weitere neunzehn Heilmittel 118
Sotwell. Der Vortrag *Heilende Pflanzen*.
Letzte Krankheit und Tod Edward Bachs 125
Die Wirkungen der achtunddreißig Heilpflanzen 130
Edward Bach – persönliche Eindrücke 141

Einführung von Mechthild Scheffer

In diesem Buch wird das Lebenswerk des großen englischen Arztes Dr. Edward Bach beschrieben, der von den wenigen Zeitgenossen, die sein Genie schon zu Lebzeiten erkannt hatten, auch der Hahnemann unserer Tage genannt wurde.

Die unter dem Namen »Bach Flower Therapy« inzwischen weltweit bekanntgewordene Heilmethode birgt in ihrem Kern die Erkenntnis, daß Krankheit im Prinzip ihren Ursprung nicht außerhalb des Menschen, auch nicht in seinem Körper hat, sondern auf der Seelenebene verursacht wird.

Dieser innerdynamische Vorgang setzt dann ein, wenn das seelische Gleichgewicht des Individuums gestört ist. Zur Störung kommt es, wenn der Mensch die vom Schöpfer bzw. die – nach Bach – von seinem höheren Selbst festgelegte Lebensaufgabe nicht richtig erkennt oder bewältigt. Die Merkmale einer Störung der seelischen Harmonie sind negative Gemütshaltungen, wie z. B. Angst, Resignation, Mißtrauen, unangebrachte Schuldgefühle oder Ungeduld. Langanhaltende negative Gemütszustände können sich als körperliche Krankheitssymptome manifestieren.

Edward Bach war überzeugt, daß der göttliche Schöpfungsplan den Krankheitsvorgang als Regulativ zur Besinnung und Umkehr vorgesehen hat. Wird die Chance zur Besinnung wahrgenommen, findet der Mensch zu seinem eigentlichen Wesen und zur Harmonie mit dem Schöpfungsplan zurück, dann kommt er seelisch ins Gleichgewicht. Damit stellt sich auch die körperliche Gesundheit früher oder später wieder ein.

Mit diesem therapeutischen Konzept zielt Bach über die Grenzen der Einzelpersönlichkeit hinein in eine übergeordnete Dimension und geht damit über alle bekannten westlichen Medizin-Systeme seit der Zeit von Paracelsus hinaus.

Heute, da auch in Kreisen der Medizin mehr und mehr erkannt wird, daß es nicht die Krankheit, sondern den kranken Menschen zu behandeln gilt, sind die Gedanken Edward Bachs besonders aktuell und finden weit mehr Zustimmung als zu seinen Lebzeiten. Er selbst nannte seine Therapie eine Medizin der Zukunft. Ganz sicher kann man Edward Bach heute schon als Vater der Psychoneuroimmunologie bezeichnen. Dieses in den USA sich rasant entwickelnde Forschungsgebiet beschäftigt sich mit den Zusammenhängen von Gefühlsimpulsen im Gehirn, Immunreaktionen und Hormonspiegelveränderungen. Die volle Würdigung der Leistung Edward Bachs wird möglicherweise erst erfolgen, wenn die Wissenschaft in diesem Forschungsbereich noch weiter fortgeschritten ist.

Edward Bachs Lebenswerk ist in doppelter Hinsicht von besonderem Wert für die Entwicklung der Medizin: Er hat erstmalig die 38 »archetypischen«, d. h. dem kollektiven Unterbewußtsein der Menschheit gemeinsamen, negativen Seelenzustände oder Gemütshaltungen erfaßt und definiert.*

Damit gab er dem Behandler, wie auch dem Patienten, eine Seelentypologie in die Hand, die man in sich selbst nacherleben kann und deshalb sofort versteht. Diese ist in ihrer Aussagekraft vielen herkömmlichen und modernen psychologischen Typologien überlegen.

Bachs zweiter bedeutender Beitrag liegt in der Ermittlung derjenigen Pflanzenspezies, die unter Tausenden in der Lage sind, das menschliche Energiefeld kurzfristig auf eine höhere, positivere Schwingungsebene zu erheben, wo ein Kontakt zwischen der Persönlichkeit und dem eigentlichen Wesen des Menschen, seinem höheren Selbst, möglich wird.

Die Auswahlkriterien der Pflanzen hat Bach bis ins letzte Detail festgelegt: Von der besonderen Bodenbeschaffenheit des Standortes über die spezifische Blütezeit verschiedener Pflanzenexemplare bis zur unterschiedlichen Färbung der einzelnen Blütenblätter. Damit wurde ein Qualitätsstandard fixiert, der nach bisherigen Erfahrungen nur mit den Blüten gewährleistet ist, die an den durch Bach definierten Originalfundorten in England gesammelt werden.

In diesem Buch werden auch dramatische Heilerfolge beschrieben. In diesem Zusammenhang muß darauf hingewiesen werden, daß der begnadete Arzt und Mensch Eward Bach schon durch die Ausstrahlung seiner großen Menschenliebe auf viele Patienten in der persönlichen Begegnung heilend gewirkt hat. Nicht jedem Arzt, Heilpraktiker oder Laien sind derartige Heilerfolge auch körperlicher Krankheit möglich. Die Bach-Blütenessenzen wirken auf der Seelenebene und nicht im physischen Körper. Heilungen körperlicher Krankheitssymptome sind immer nur die indirekte

---

* Das ist der Grund, warum die Bach-Blütentherapie bei allen Menschen wirkt, egal, welcher Rasse und welchem Kulturkreis sie angehören.

Folge der Neutralisierung oder Harmonisierung eines seelischen Konfliktes.

Der Forscher und Arzt Dr. Edward Bach hatte das Glück, eine begabte und standhafte Mitarbeiterin – Nora Weeks – für sein Lebenswerk an seiner Seite zu haben. Sie war es, die alles aufnahm und dokumentierte und noch 40 Jahre nach seinem Tod der Blütentherapie den Weg ebnete. Ihr verdanken wir das Wissen um all die hier geschilderten Details.

Die erste Begegnung zwischen der Röntgenassistentin Nora Weeks und dem zu dieser Zeit schon renommierten Arzt und Bakteriologen Edward Bach fand Mitte der 20er Jahre in einer Praxis der Londoner Harley Street statt. Keiner von beiden wußte damals, daß dieses der Beginn einer fruchtbaren und segensreichen Arbeitsgemeinschaft werden sollte. In den darauffolgenden Monaten arbeitete die junge Frau in den verschiedensten Londoner Krankenhäusern immer wieder mit Dr. Bach zusammen. Sie war von seiner Aufrichtigkeit, Zielstrebigkeit und von der Fürsorge, mit der er seinen Patienten begegnete, tief beeindruckt. Als er sie einige Jahre später einlud, ihn auf seinen Exkursionen zu begleiten, war sie sofort bereit, ihre feste Stellung aufzugeben und ihm zu folgen.

Nora Weeks war dabei, wenn Edward Bach seine Pflanzen suchte und testete. Sie assistierte ihm bei der Herstellung der Essenzen. Oft diktierte ihr Bach in der Natur, am Meer oder an einem Feldrain seine Gedanken und Erkenntnisse.

Den vorliegenden Bericht hat Nora Weeks bereits 1940 – vier Jahre nach dem Tod von Edward Bach – aus dem Gedächtnis niedergeschrieben. Die sorgende und ergebene Mitarbeiterin sah ihre Aufgabe hierbei in erster Linie darin, die Ereignisse im Detail darzustellen und Verknüpfungen transparent zu machen. Sie wollte diese Arbeit weniger als schriftstellerische Biographie verstanden wissen. Dennoch strahlt dieses Buch das aus, was Edward Bach und Nora Weeks gemeinsam hatten und was auch das Wesen der Blütentherapie ausmacht: Einfachheit, Natürlichkeit, Intuition und eine große Ehrfurcht vor der Schöpfung und dem Schöpfer.

An dieser Stelle sollte auch die für Edward Bach so entscheidende persönliche Hilfestellung von Nora Weeks gewürdigt werden. Denn in der zweiten Phase seiner Heilmittelfindung geriet Bach durch die «mediale» Aufnahme der negativen Seelenzustände immer wieder selbst seelisch aus dem Gleichgewicht. Es war Nora Weeks, die mit ihrem Verständnis und ihrem ruhigen, klaren Wesen Bach immer wieder stabilisierte und ermutigte. Und es ist durchaus berechtigt zu fragen, ob Bach ohne diese Hilfe sein Werk überhaupt hätte vollenden können.

In seinen letzten Lebensstunden nahm Edward Bach Nora Weeks das Versprechen ab, seine Lehre weiterzuführen, reinzuerhalten und vor Entstellungen zu schützen. Denn, wie auch Samuel Hahnemann, wußte Bach, daß jede Veränderung seiner Prinzipien und Methodik die Wirkung der Therapie in Frage stellen und damit dem Werk schaden würde. Diese Verpflichtung übernahm Nora Weeks und folgte ihr unbeirrbar und konsequent bis zu ihrem Tode im Jahre 1978.

Schon zu Lebzeiten Edward Bachs bis heute gab es immer wieder Versuche, sich der genialen Methode geistig oder kommerziell zu bemächtigen. Nora Weeks wies zahlreiche Ansinnen und Vorschläge zurück, die Bach-Blütentherapie zu modifizieren oder »zeitgemäß weiterzuentwickeln«. Hierfür nahm sie selbst auch persönliche Nachteile in Kauf.

Die Sicherheit, das von Edward Bach niedergelegte therapeutische Konzept in seinem Sinne fortzuführen, ist bis heute gewährleistet. Nora Weeks und ihr dem Werk von Bach ebenso verbundener Mitarbeiter Victor Bullen bestellten bereits zu Lebzeiten die Geschwister John Ramsell und Nickey Murray als Nachfolger und Kustoden des Werkes.

Im lieblichen Themseort Sotwell befindet sich auch heute noch das Dr. Edward Bach Centre, und zwar in demselben kleinen Haus, in dem Edward Bach die letzten vier Jahre seines Lebens verbrachte und sein Werk vollendete.

Aufgrund der internationalen Verbreitung und Anerkennung der Bach-Blütentherapie wurde es in den letzten Jahren notwendig, für einzelne Länder offizielle Repräsentanten und Lehrbeauftragte einzusetzen, die ihrerseits der Verpflichtung nachkommen, die Lehre von Dr. Bach in seinem Sinne zu erhalten und weiterzutragen.

In meinen Seminaren in Deutschland, Österreich und der Schweiz werde ich immer wieder von interessierten Teilnehmern gefragt, warum Edward Bach 38 Zubereitungen geschaffen hat und nicht mehr oder weniger. Wer das vorliegende Werk aufmerksam liest, wird auch auf diese Frage eine Antwort finden. Die Entstehungsgeschichte der Blütentherapie zeigt, daß die Bestimmung der 38 Blütenessenzen in verschiedenen Abschnitten erfolgte:

Die ersten zwölf Blüten und dann weitere sieben wurden gezielt für die zuvor definierten Seelenzustände in der Natur gesucht. Bach war dann der Meinung, sein System sei damit vollständig und abgeschlossen. Er mußte aber erleben, daß er sich geirrt hatte, denn kurze Zeit später wurde er von seelischen Ausnahmezuständen befallen, die ihn veranlaßten, weitere Pflanzen zu suchen, um diese Zustände zu harmonisieren.

Die zweite Serie seiner Heilmittel und die Definition der damit verbundenen negativen Seelenzustände entstand auf rein intuitivem Weg – sozusagen im unfreiwilligen Selbstversuch. Als er auf diesem Wege weitere 19 Heilmittel gefunden hatte, war er überzeugt, daß sein System jetzt abgeschlossen sei und äußerte dies auch immer wieder.

In Kenntnis dieser Vorgänge wird auch aus anderer Sicht verständlich, warum es bis heute keine überzeugenden sogenannten Erweiterungen der Bachschen Seelentypologie gibt – zumal Menschen mit den begnadeten Fähigkeiten eines Edward Bach nicht allzu häufig geboren werden. Wer die Gedanken von Edward Bach in der Tiefe versteht und sich den Impulsen seiner Blütenheilmittel wirklich öffnet, wird mehr und mehr zu seinem wahren Wesen zurückfinden und durch Intuition und innere Führung auch den verwirrenden Erscheinungen des Zeitgeistes besser gewachsen sein.

Dieses Buch wird jetzt veröffentlicht, weil mehr und mehr Menschen, die Hilfe und Segen durch die Bach-Blütentherapie erfahren haben, genauer wissen möchten, wem sie diese wunderbare Heilmethode verdanken, und wie sie entstand.

Dr. Edward Bach und Nora Weeks zum Gedenken.

Cromer, Norfolk, England — *Mechthild Scheffer*
Sommer 1988

Informationen zur Bach-Blütentherapie

erhalten Sie unter den folgenden Anschriften:

Dr. Edward Bach Centre
German Office
Himmelstr. 9
22299 Hamburg

Tel.: 040/461041

Dr. Edward Bach Centre
Swiss Office
Mainaustr. 15
CH-8034 Zürich 8

Tel.: 01/3823311

Institut für Bach-Blütentherapie,
Forschung und Lehre
Dr. Edward Bach Centre
Austrian Office
Seidengasse 32
A-1070 Wien

Tel.: 0222/5265651

Edward Bach – die frühen Jahre

Edward Bach wurde am 24. September 1886 in dem etwa drei Meilen außerhalb von Birmingham gelegenen Dorf Moseley in Warwickshire geboren. Von den drei Kindern der Familie – einem weiteren Jungen und einem Mädchen – war er das älteste.

Edward war ein äußerst zartes und empfindliches Kind. Seine Eltern umsorgten ihn deshalb während seiner ersten Lebensjahre mit besonderer Liebe und Zuneigung. Doch als er heranwuchs, kräftigte und stabilisierte sich seine Konstitution allmählich.

Schon in seiner frühen Jugend erwies sich der Junge als außerordentlich willensstark und zielstrebig. Bereits zu diesem Zeitpunkt war seine Konzentrationsfähigkeit so hoch entwickelt, daß er sich durch nichts vom Gegenstand seines Interesses ablenken ließ und seine Ziele mit unerschütterlichem Selbstvertrauen verfolgte.

Er steckte voll Vitalität und Abenteuerlust, und so tat er sich bei Spiel und Sport immer wieder hervor und war jederzeit zu Streichen aufgelegt. Vermutlich durch den walisischen Ursprung seiner Familie bedingt, war Edward jedoch zugleich ein äußerst sensibler und zu mystischer Selbst- und Naturerfahrung neigender Junge.

Mit besonderem Interesse verfolgte er alles, was er über Wales, das geheimnisvolle Land seiner Väter, in Erfahrung bringen konnte. Seine eigene Familie war, wie schon der Name Bach vermuten läßt, viele Jahre zuvor aus jenem Land nach England gekommen. Und das gefühlsbetonte, idealistische Wesen des Jungen, seine Schönheitsliebe und seine äußerst einnehmende Stimme, dies alles wies ihn als einen echten Sohn jenes mystischen Landes aus.

Howard Fisher, der Direktor der Winterloe-Schule in Moseley, war ebenfalls Waliser. Er unterrichtete Edward viele Jahre lang. Zwischen Lehrer und Schüler entwickelte sich so eine Zuneigung, die noch fortdauerte, als Edward die Schule bereits lange verlassen hatte. In späteren Jahren erinnerte sich dieser bisweilen daran, daß er einmal einen halben Tag schulfrei bekommen hatte, weil er als einziger in der Klasse wußte, daß Caernarvon mit einem »e« geschrieben wird – und wie stolz sein walisischer Lehrer auf die orthographischen Kenntnisse seines Schützlings gewesen war.

Diese Liebe zu Wales ließ Edward Bach sein ganzes Leben lang nicht mehr los, und sie führte ihn immer wieder in das Land seiner

Väter. Bereits als Schuljunge wanderte er in den Ferien regelmäßig durch die walisischen Berge und legte in den abgelegenen Dörfern des Landes bisweilen eine Verschnaufpause ein. Die Nächte verbrachte er von tiefem Frieden erfüllt – inmitten seiner Freunde, der Vögel, der Bäume und der Wildblumen –, unter freiem Himmel; denn seine Liebe zur Natur war bereits zu einem sehr frühen Zeitpunkt erwacht.

Später entdeckte er unweit eines der ihm von Jugend an vertrauten Gebirgsbäche das erste seiner pflanzlichen Heilmittel, für die er schließlich so berühmt werden sollte. Und wieder einige Jahre später entwickelte er in der friedvollen und stillen Umgebung eines walisischen Dorfes die Grundprinzipien seines neuen Systems einer pflanzlichen Heilkunst.

Edward Bach war eine vielschichtige Persönlichkeit. Obwohl ihn bereits seit frühester Jugend ein starkes Unabhängigkeitsstreben, eine ausgesprochen positive Einstellung zu seinen Mitmenschen sowie ein hochentwickelter Sinn für Humor auszeichneten, durchlebte er andererseits auch immer wieder Phasen der Weltabgewandtheit und Innenschau. Wenn er sich in dieser Stimmung befand, so bereitete es ihm das größte Vergnügen, allein durch die Landschaft zu streifen und stundenlang voll Staunen eine grasbewachsene Flußböschung oder die Borke eines riesigen Baumes zu betrachten.

Jede leidende und unglückliche Kreatur, sei es ein Mensch, ein Vogel oder ein anderes Lebewesen, erweckte in ihm ein außerordentlich starkes Mitgefühl und den unbedingten Wunsch zu helfen, so daß er bereits als Schuljunge beschloß, später einmal Arzt zu werden.

Dieses überwältigende Mitgefühl für andere Lebewesen, das ihn mit einem so tiefen Verständnis für ihr Leiden erfüllte, war eine seiner hervorstechendsten Eigenschaften und erweckte sofort die Sympathie aller Menschen, die ihm begegneten.

Schon als Schüler saß er oftmals im Klassenzimmer und träumte von der Zeit, da es ihm möglich sein werde, mit seiner Arbeit endlich zu beginnen. Er malte sich aus, daß er ein einfaches Prinzip der Heilung entdeckt habe, das es ihm gestatten würde, alle Krankheitsbilder erfolgreich zu behandeln. Auch stellte er sich vor, daß Heilkräfte von seinen Händen ausströmten und daß alle, die er so berührte, wieder gesund würden. Und bei diesen Tragträumen handelte es sich beileibe nicht um die Hirngespinste eines überspannten Schuljungen, sondern um ein inneres Wissen um seine zukünftige Bestimmung. Denn er entdeckte die von ihm gesuchte einfache Heilmethode in der Tat durch die Beschäftigung mit den wilden Blumen in Wald und Feld. Jahre später stellte er fest, daß er tatsächlich Heilkräfte besaß – viele kranke Menschen wurden allein durch die Berührung seiner Hände gesund.

Seit frühester Jugend hielt er so an seinem Ideal einer einfachen Heilmethode fest, und je älter er wurde, um so mehr verdichtete sich dieser Wunschtraum seiner Jugend zu einer fundierten Überzeugung, die seiner gesamten Lebensarbeit die Richtung wies. Denn während all der Jahre, in denen er als Pathologe, Bakteriologe und Homöopath praktizierte, verfolgte er stets nur das eine Ziel: Er war unentwegt bestrebt, ganz und gar reine Heilmittel zu finden, eine einfache Behandlungsmethode, die geeignet sei, an die Stelle der komplizierten wissenschaftlichen Theorien und Techniken zu treten, die keinerlei Gewähr auf Heilung boten.

Aber auch bereits der junge Edward Bach war alles andere als ein bloßer Träumer. Seine innere Sicherheit, seine Zielstrebigkeit und sein Interesse an allen auch scheinbar unbedeutenden Lebenserscheinungen – alle diese Eigenschaften vereinigten sich harmonisch in einer geradezu genialen Persönlichkeit. Gleichwohl war er, wie es dem Genius nur allzuhäufig beschieden ist, zum Einzelkämpfer bestimmt. Denn nur wenige seiner Zeitgenossen verstanden bereits damals die unerschütterliche – durch nichts von ihrem Ziel abzubringende – Entschlossenheit, mit der er sich von Anfang an der Erfüllung seiner Lebensaufgabe verschrieben hatte.

Es gab in seinem Leben zwei vorherrschende Neigungen, die alles andere in den Hintergrund drängten – zum einen ein überwältigendes Mitgefühl für alle leidenden Wesen, seien es Menschen, Vögel oder andere Tiere – und zum anderen eine tiefe Liebe zur Natur, zu ihren Bäumen und Pflanzen. Die Kombination dieser beiden Neigungen befähigte ihn in seinem späteren Leben, die Heilmethode zu entwickeln, nach der er so lange gesucht hatte. Denn diese beiden Neigungen befruchteten sich wechselseitig, und so entdeckte er in den reich gefüllten Vorratskammern der Natur die wilden Blumen auf Feld und Flur, die den Kranken und Leidenden Heilung gewähren.

(1903–1906)
Erste Kontakte mit der Arbeitswelt

Als er mit sechzehn Jahren die Schule verließ, beschloß Edward Bach, obwohl noch immer der Beruf des Arztes sein eigentliches Ziel war, zunächst einmal in der Erzgießerei seines Vaters zu arbeiten; denn er war der Überzeugung, er könne seinen Eltern die Finanzierung einer langwierigen medizinischen Ausbildung nicht zumuten. Deshalb war er während der folgenden drei Jahre, also von 1903 bis 1906, in der väterlichen Fabrik in Birmingham tätig.

Diese für den freiheitsdurstigen und empfindsamen jungen Edward Bach langen und bisweilen schwierigen Jahre waren für ihn jedoch keine verlorene Zeit. Denn im Kreise seiner Arbeitskollegen gewann er die Einsichten und das Verständnis der menschlichen Natur, die die Grundlage seines gesamten zukünftigen Wirkens bilden sollten.

Zwar behagten ihm die festgelegten Arbeitsstunden in geschlossenen Räumen nicht sonderlich, aber wie es seinem Wesen entsprach, begann er sogleich, sich mit allen anfallenden Aufgaben genauestens vertraut zu machen; er arbeitete an der Drehbank, in den verschiedenen Abteilungen der Fabrik und versuchte sich auch eine Zeitlang als Handlungsreisender des väterlichen Betriebs.

In späteren Jahren berichtete er bisweilen voll der schönsten Selbstironie über die Abenteuer, die er während dieser Tätigkeit zu bestehen hatte. Sein großzügiger Charakter und der ihm völlig fehlende Geschäftssinn gestatteten es ihm nämlich nicht, um Preise zu feilschen, und so kehrte er von seinen Reisen regelmäßig mit einem prall gefüllten Auftragsbuch zurück. Da die Firma indes die bestellten Produkte zu den von ihm eingeräumten Konditionen unmöglich herstellen konnte, mußten die von ihm ausgehandelten Aufträge fast stets widerrufen werden. So dauerte es denn nicht lange, bis man ihm wieder eine andere Arbeit zuwies.

Im Jahre 1903 trat er in die berittene Miliz der Grafschaft Worcestershire ein. Der Umgang mit Pferden bereitete ihm große Freude. Außerdem stellte für ihn das mit den Aufgaben eines Milizsoldaten verbundene Leben in freier Natur eine willkommene Abwechslung von dem Lärm und der Enge der Fabrik dar.

Aber sein Hauptinteresse galt nach wie vor der Erforschung der zahlreichen Erscheinungen der Natur. Er verfolgte die Blütenstadien der Bäume und Pflanzen mit brennender Anteilnahme, und lieber hätte er die ganze Nacht in der Fabrik gearbeitet, als auf seine täglichen Wanderungen zu verzichten.

Während seines ganzen Lebens fiel es ihm schwer, festgelegte Arbeitszeiten einzuhalten. Er wußte, daß die kreativsten Gedanken immer gerade dann in unserem Geist auftauchen, wenn wir am wenigsten damit rechnen, und daß wir in solchen Augenblicken unsere eigentlichen Lebensaufgaben erfüllen. Und er ließ sich in einem solchen Maße von den Eingebungen der Inspiration leiten, daß alles, was seinen Prozeß der schöpferischen Entfaltung blokkierte, ihn nicht nur mit tiefer Unzufriedenheit erfüllte, sondern sogar körperlich erschöpfte und krank machte.

Genau dieser Charakterzug ließ ihm auch die drei Jahre in der Fabrik so außerordentlich lang erscheinen. Und schließlich wurde in ihm der Drang übermächtig, endlich seine eigentliche Arbeit zu beginnen. In diesem Entschluß wurde er noch durch die Erkenntnis bestärkt, daß das Leben seiner Arbeitskollegen beständig von der Angst vor Krankheit überschattet war. Denn für sie bedeutete eine Krankheit nicht nur den Verlust der Arbeit, sondern außerdem noch fast unerschwinglich teure ärztliche Behandlungskosten, und deshalb schleppten sie sich auch noch an solchen Tagen in die Fabrik, da sie eigentlich besser zu Hause im Bett geblieben wären.

Auch sah er, daß die meisten ihrer Beschwerden gar nicht angemessen behandelt wurden. Die Mehrzahl der Ärzte begnügte sich damit, den einfachen Leuten ein wenig Linderung zu verschaffen und ihre Symptome zu unterdrücken. Darum faßte Bach den inneren Entschluß, diesen Menschen seelischen Beistand zu leisten und ihre körperlichen Beschwerden tatsächlich zu heilen. Denn er war immer noch fest davon überzeugt, daß es eine einfache Heilmethode geben müsse, eine Methode, die geeignet wäre, alle Krankheiten erfolgreich zu behandeln, sogar die sogenannten chronischen oder unheilbaren Leiden.

Es schien ihm jedoch, daß die von ihm gesuchte Form der Heilung fast eher eine Domäne der Kirche als der Berufsmedizin sei. Denn schließlich hatte ja auch Christus, der große Heiler, die Menschen an Körper, Geist und Seele gesund gemacht. Und so wägte Edward Bach innerlich ab, welchen der beiden Berufswege er einschlagen solle.

Aber keines der beiden Berufsbilder entsprach völlig seinen Idealen, und so begriff er allmählich, daß ihm nichts anderes übrigbleibe, als selbst ein neues Verständnis von Krankheit und Heilung zu entwickeln oder vielleicht auch nur ein lange in Vergessenheit geratenes Wissen wiederzufinden.

So beschloß er, zunächst alle bereits bekannten Heilmethoden zu studieren, und zu diesem Zweck war eine schulmedizinische Ausbildung unerläßlich. Aber das Problem der Kosten, die ein solches Studium mit sich bringen würde, ließ ihn noch zögern, und er hätte diese Idee beinahe wieder verworfen. Als er jedoch seinem Vater von seinem Entschluß und von seinen Motiven erzählte, erklärte dieser zu Edwards außerordentlicher Freude, er solle seiner inneren Neigung folgen. Er versprach, für die anfallenden Studiengebühren aufzukommen und ihm auch einen monatlichen Wechsel zukommen zu lassen. Edward könne also sein Studium sofort beginnen.

Nach diesem Gespräch mit seinem Vater gab es für Bach keine Zeit mehr zu verlieren. Sofort begann er, sich auf die Aufnahmeprüfung für die Universität vorzubereiten, und konnte sich im Alter von zwanzig Jahren an der Universität Birmingham als ordentlicher Student immatrikulieren.

Das Medizinstudium

Von Birmingham aus ging Edward Bach nach London, wo er seine Ausbildung an der dortigen Universitätsklinik abschloß und im Jahr 1912 sein Examen machte. 1912 und 1913 legte er noch eine Reihe von Zusatzprüfungen ab und erhielt schließlich 1914 die Approbation.

Zwischen dem Beginn seiner Ausbildung an der Londoner Universitätsklinik und dem Jahr 1930 hielt sich Edward Bach fast ohne Unterbrechung in London auf. Die Begeisterung, mit der er seiner Arbeit nachging, und sein brennender Wunsch, die wahre Heilmethode zu entdecken, füllten sein Leben so sehr aus, daß kein Raum mehr blieb für irgend etwas anderes.

Das Stadtleben bereitete ihm jedoch nur wenig Freude. Der unaufhörliche Verkehrslärm und die verstopften Straßen, die so selten einen ungehinderten Blick auf den Himmel freigaben, all dies erweckte in ihm nur um so mehr die Sehnsucht nach dem Frieden und der Ruhe des Landes und der Schönheit der Bäume und Pflanzen. Und diese Sehnsucht ließ ihn die Jahre des Stadtlebens mitunter als eine schwere Last empfinden.

Er mied den Aufenthalt in den Londoner Parks, weil er fürchtete, die Lockungen der Natur würden so stark sein, daß er darüber seine Arbeit vernachlässigen würde. Und er war davon überzeugt, wenigstens für den Augenblick sei es seine Aufgabe, dort zu arbeiten, wo er die Gelegenheit habe, möglichst viele Patienten zu studieren; denn er glaubte, nur auf den Stationen und in den Laboratorien des Krankenhauses könne er herausfinden, welche Mittel und Wege es gebe, die Krankheiten dieser Patienten tatsächlich zu heilen. Damals wußte er noch nicht, daß seine Naturliebe, die er mit allen Mitteln zu unterdrücken trachtete, ihn schließlich auf seiner Suche leiten würde und daß die Blütenblätter der wilden Blumen eine weit größere Heilkraft entfalten als alle nach wissenschaftlichen Methoden in Laboratorien hergestellten Medikamente.

Diese Jahre des Studiums waren für ihn in vielerlei Hinsicht eine harte Zeit. Seine Schüchternheit und seine Rücksichtnahme gegenüber dem Vater ließen ihn von diesem nur soviel Geld annehmen, daß er sich gerade die für sein Studium nötigen Bücher leisten konnte, und häufig war er am Wochenende nahe daran, etwas von dem für den Bücherkauf bestimmten Geld zu nehmen, um sich etwas zu essen zu kaufen. Er ging allen möglichen Nebenbeschäftigungen nach, um seine Finanzen aufzubessern. So korrigierte er beispielsweise Prüfungsarbeiten und arbeitete nächtelang, um das für seinen Lebensunterhalt absolut Notwendige zu verdienen. Darüber hinaus ließ auch sein gesundheitlicher Zustand zu wünschen übrig, denn wegen seines unermüdlichen Fleißes blieb ihm kaum Zeit zur Erholung. Aber seine durch nichts zu erschütternde Zielstrebigkeit ließ ihn alle seine konstitutionell bedingten Schwächen überwinden, wie es auch in seinem späteren Leben immer wieder der Fall sein sollte.

Während seines Medizinstudiums verbrachte Edward Bach nur relativ wenig Zeit über den Büchern. Bereits damals spürte er, daß theoretisches Wissen allein noch keinen guten Arzt ausmacht und daß solche Kenntnisse bei weitem nicht ausreichen, um kranken Menschen zu helfen, die offenkundig so völlig verschieden auf die Krankheiten ihres Körpers reagieren.

Er war davon überzeugt, man könne eine Krankheit nur dann wirklich studieren und kennenlernen, wenn man jeden einzelnen Patienten sorgfältig daraufhin beobachtet, in welcher Art er von seinem Leiden betroffen ist. Denn nur so könne man herausfinden, wie diese unterschiedlichen Reaktionen den Verlauf, das Ausmaß und die Dauer der Krankheit beeinflussen.

Seine Beobachtungen zeigten ihm, daß ein und dieselbe Behandlung die gleiche Krankheit nicht bei allen Patienten gleichermaßen zum Verschwinden bringt. Denn selbst wenn fünfhundert Patienten mit einem weitgehend übereinstimmenden Krankheitsbild in ähnlicher Weise reagieren, so heißt das noch lange nicht, daß es nicht tausend andere gibt, die völlig andere Reaktionen zeigen. Es sei also durchaus möglich, so seine Überlegung, daß ein und dieselbe Arznei einige Menschen tatsächlich heilen könne, während sie bei anderen Kranken wirkungslos bleibt.

Diese Einsicht veranlaßte ihn, die Verabreichung spezifischer Medikamente zur Behandlung spezifischer Krankheitsbilder in Frage zu stellen. Und er beobachtete die von ihm auf seiner Krankenstation betreuten Patienten beständig vor dem Hintergrund dieser Fragestellung und hoffte, so neue Einsichten zu gewinnen.

Er stellte dann fest, daß Patienten ähnlichen Temperamentes und vergleichbarer Persönlichkeitsstruktur auf bestimmte Medikamente häufig ähnliche Reaktionen zeigten, wohingegen charakterlich andersgeartete Kranke zu ihrer Heilung einer anderen Form der Behandlung bedurften, obwohl beide Gruppen ähnliche Symptome zeigten.

So hatte er bereits in einem frühen Stadium seiner Suche erkannt, daß *die Persönlichkeit des einzelnen Menschen für den Erfolg einer Behandlung von noch größerer Bedeutung ist als dessen rein körperliche Symptomatik.*

Die Persönlichkeit des Patienten, des leidenden Menschen also, enthielt für Bach die aufschlußreichsten Kriterien dafür, welche Richtung die eigentliche Therapie einzuschlagen habe. Die Einstellung des Patienten zum Leben, seine seelischen Haltungen und Gefühle betrachtete er als die grundlegenden Kriterien, die der Arzt bei der Behandlung körperlicher Krankheiten zu berücksichtigen habe.

Edward Bach verbrachte Tag für Tag viele Stunden auf den verschiedenen Krankenstationen und beobachtete die Patienten. Es war sein größter Wunsch, eine Methode zu finden, wie man diese Menschen tatsächlich heilen könne, anstatt nur vorübergehend ihre Symptome zu kurieren. Er sah aber auch, wie schmerzhaft ein solcher Heilungsprozeß mitunter sein kann, nicht selten beinahe schmerzhafter als die Krankheit selbst. Und diese Erfahrung stärkte in ihm die Überzeugung, daß echte Heilung ein sanfter, schmerzloser und »versöhnlicher« Prozeß zu sein habe.

So gewann er also schon während seiner Studienzeit erste tiefe Einblicke in das Wesen der Krankheit und ihrer Heilung, und die Beobachtungen, die er in diesen frühen Jahren anstellte, bildeten den Grundstein der neuen medizinischen Heilmethode, die er zwanzig Jahre später entdecken sollte. In den folgenden Jahren erweiterte er seine heilkundlichen Erfahrungen systematisch Schritt für Schritt. Er machte sich mit den Grundfragen aller medizinischen Einzeldisziplinen vertraut und verwarf entweder die dabei gewonnenen Erkenntnisse oder vervollkommnete sie je nach ihrem Wert. All seinen Bemühungen lag jedoch das eine große Motiv zugrunde: Er wollte die existierende Schulmedizin erneuern und eine einfache und wirksame Methode der Krankheitsbehandlung entwickeln.

Sein ganzes Leben hindurch hatte er wenig Hochachtung vor allgemein akzeptierten Theorien, solange er sich von deren Richtigkeit nicht durch eigene Praxis hatte überzeugen können. Praktische Erfahrung und Beobachtung galten ihm als der einzig wahre

Weg des Lernens. Tatsächlich soll er sogar anläßlich der Überreichung seiner medizinischen Examenszeugnisse gesagt haben: »Ich werde etwa fünf Jahre brauchen, bis ich alles wieder vergessen habe, was ich bisher gelernt habe.«

Sein Wissen und seine Erfahrung gewann er durch das Leben selbst und seine Intuition. Deshalb waren die Ergebnisse seiner Arbeit durch und durch praxisbezogen. Und als er schließlich nach Vollendung seines Lebenswerkes seine Grundsätze im Zusammenhang darstellte, fanden diese in einem klar und allgemeinverständlich geschrieben Büchlein* von nur dreißig Seiten Länge Platz.

---

* enthalten in: Edward Bach, »Blumen, die durch die Seele heilen«, Hugendubel, München 1980

Der Pathologe und Bakteriologe

Im Jahre 1913 wurde Edward Bach zum Leiter der Unfallstation der Universitätsklinik ernannt, und bereits einige Monate später erhielt er in der Unfallabteilung des National Temperance Hospital die Stellung eines Chirurgen. Diesen Posten mußte er jedoch schon kurze Zeit später wieder aufgeben, da er einen gesundheitlichen Zusammenbruch erlitten hatte.

Nachdem er von dieser Krankheit genesen war, eröffnete er in der Nähe der Harley Street eine Allgemeinpraxis, die sehr rasch großen Zulauf hatte. Während seine Praxis nun immer mehr expandierte, wuchs Bachs Unzufriedenheit mit den Ergebnissen der schulmedizinischen Behandlungsformen. Denn wenngleich sich der Gesundheitszustand vieler seiner Patienten erheblich besserte und eine Reihe von ihnen sogar Heilung fand, stellte sich doch schon bald heraus, daß diese Genesung in zahlreichen Fällen nicht von Dauer war. Es gab aber auch immer wieder Fälle chronischer Erkrankungen, die offenbar auf keine der verschiedenen Therapien ansprachen.

So gewann er den Eindruck, daß die Schulmedizin in gewisser Hinsicht ihren eigenen Ansprüchen nicht standhielt und daß auch die Chirurgie nur selten mehr als Schmerzlinderung und vorübergehende Abhilfe leisten könne. Und ebendies stimmte ihn traurig, da er zu diesem Zeitpunkt noch keine Möglichkeit sah, diesen Unzulänglichkeiten seiner Kunst beizukommen. Das größte Manko der orthodoxen Medizin erblickte er in dem Umstand, daß die meisten Ärzte kaum Gelegenheit haben, sich mit ihren Patienten eingehend zu befassen. Sie sind einfach zu beschäftigt, um auch noch den menschlichen Problemen der Kranken Aufmerksamkeit zu schenken. Sie konzentrieren sich zu sehr auf das rein körperliche Geschehen und vergessen dabei, daß sich keine zwei menschlichen Individuen mit den gleichen Maßstäben beurteilen lassen.

Sie waren dazu ausgebildet, sich auf Krankheitsbilder zu konzentrieren, so daß sie darüber die Persönlichkeit des Patienten ignorierten und infolgedessen – nach Bachs Überzeugung – die wichtigsten Symptome des Kranken vernachlässigten.

Diese Erkenntnis ließ ihn Ausschau nach anderen Heilmethoden halten, und so begann er, sich für die Immunologie zu interessieren. Wegen dieses neuerwachten Interesses trat er eine Assistentenstelle am bakteriologischen Institut der Universitätsklinik an und hoffte, die Bakteriologie werde ihm Antworten auf seine drängenden Fragen geben. Und die Ergebnisse seiner Arbeiten bestätigten in der Tat, daß er einer Behandlungsmethode auf die Spur gekommen war, die geeignet war, selbst die hartnäckigsten chronischen Fälle erfolgreich zu behandeln, und zwar Fälle, die bis dahin als schlechthin unheilbar gegolten hatten. Denn er entdeckte, daß bestimmte Darmbakterien, denen man bis zu diesem Zeitpunkt keinerlei Bedeutung beigemessen hatte, sehr großen Einfluß auf die Entstehung und Heilung chronischer Krankheiten ausüben.

Diese Bakterien ließen sich sowohl im Darm chronisch erkrankter als auch gesunder Versuchspersonen nachweisen; im Darm chronisch erkrankter Personen traten sie jedoch in deutlich erhöhter Zahl auf.

Es war nun also seine Aufgabe, diese Bazillen zu untersuchen und herauszufinden, in welchem Zusammenhang sie mit den chronischen Krankheiten stehen, warum ihre Zahl in solchen Fällen signifikant erhöht ist und ob sie den Heilungsprozeß behindern oder fördern.

Nach wochen- und monatelangen Untersuchungen gelangte Edward Bach zu der Überzeugung, daß es möglich sei, durch Injizierung eines aus diesen Bakterien gewonnenen Impfstoffes, den Organismus des betreffenden Patienten von jenem Gift zu reinigen, das die Ursache der chronischen Erkrankung sei. Die Ergebnisse, die er mit Hilfe dieser Methode erzielte, übertrafen seine kühnsten Erwartungen.

Nicht genug damit, daß sich das Allgemeinbefinden der Patienten bedeutend besserte und diese sogar behaupteten, sie hätten sich in ihrem ganzen Leben noch nie so wohl gefühlt, selbst ihre chronischen Leiden – etwa Arthritis, Rheumatismus oder Kopfschmerzen – verschwanden ein für allemal.

Obgleich die Behandlungen mit den von ihm gewonnenen Vakzinen sehr ermutigende Ergebnisse zeigten, war Edward Bach noch nicht völlig damit zufrieden. Die Methode der Injektion durch die Haut mißfiel ihm, denn sie verursachte bei manchen Patienten schmerzhafte Reaktionen. So trachtete er danach, eine einfachere Form der Verabreichung zu finden.

Seine nächste Entdeckung stellte eine Teillösung dieses Problems dar; denn er fand heraus, daß er wesentlich bessere Ergebnisse erzielte, wenn er seine Vakzine nicht in regelmäßigen Abständen verabreichte, sondern die Gabe bei seinen chronisch kranken Patienten immer erst dann wiederholte, wenn die Wirkung der vorhergehenden vollkommen abgeklungen war oder sich im Befinden des Patienten nichts mehr veränderte. Auch fielen in diesem Fall die Reaktionen der Patienten weniger heftig aus.

Das ermutigte ihn, weil es nun möglich wurde, die Anzahl der Injektionen erheblich zu senken. Häufig konnten Wochen, Monate oder sogar ein Jahr verstreichen, bevor eine weitere Gabe benötigt wurde; denn solange die positive Wirkung der ersten Gabe des Impfstoffes anhielt, bedurfte es keiner weiteren Gaben. Nur wenn es zu einem Rückfall kam oder im Befinden keine weitere Besserung mehr zu beobachten war, erhielt der Patient eine Gabe bzw. Injektion des Vakzins.

Diese wichtigen Entdeckungen revolutionierten die Theorie der chronischen Erkrankungen. Und bereits wenige Jahre später – als sich Edward Bach einer anderen Richtung der Medizin, nämlich der Homöopathie zugewandt hatte – konnte er diese Methode perfektionieren und vereinfachen und erzielte so noch bessere Ergebnisse als zuvor.

Sein eigener Gesundheitszustand ließ zu jener Zeit zu wünschen übrig. Und als 1914 der Erste Weltkrieg ausbrach, wurde er zu seinem großen Bedauern aus gesundheitlichen Gründen vom Kriegsdienst freigestellt.

Dennoch gab es für ihn genug zu tun. Neben seiner Forschungsarbeit und seiner Lehrtätigkeit am bakteriologischen Institut der Universitätsklinik oblag ihm während der Zeit des Ersten Weltkrieges noch die Betreuung von mehr als vierhundert Betten, in denen Kriegsverletzte behandelt wurden.

So arbeitete er unaufhörlich und gönnte sich keine Ruhe, bis er so krank war, daß er während seiner Arbeit im Laboratorium verschiedentlich ohnmächtig wurde. Seine eiserne Entschlossenheit, gegenüber der eigenen konstitutionellen Schwäche nicht nachzugeben, solange er noch so viel zu tun habe und so zahlreiche Menschen auf seine Hilfe angewiesen seien, gab ihm noch eine Zeitlang die Kraft durchzuhalten. Aber im Juli 1917 erlitt er einen schweren Blutsturz und fiel in ein tiefes Koma.

Man brachte ihn sofort auf eine der Krankenstationen und ließ seine Angehörigen rufen; denn sein Zustand war so besorgniserregend, daß nur mehr eine sofortige Operation sein Leben retten konnte. Tatsächlich hatten die Chirurgen erhebliche Zweifel daran, ob es nicht ohnehin zu spät sei.

Seine Eltern stimmten dem Eingriff zu. Und so wurde die schwere Operation ohne Wissen Edward Bachs durchgeführt, der während der ganzen Zeit, die inzwischen verstrichen war, sein Bewußtsein nicht wiedererlangt hatte.

Zwar überlebte er die Operation, aber die Prognose war sehr ernst. Und als er wieder ansprechbar war, eröffneten ihm seine Kollegen, daß die Krankheit, obgleich ihre Ursache lokal behoben sei, wahrscheinlich andere Teile seines Körpers befallen werde – und daß er maximal noch drei Monate zu leben habe.

Die folgenden Tage und Wochen des Krankenlagers waren für Edward Bach eine Zeit unbeschreiblicher körperlicher und geistiger Qualen. Einen Menschen, der so aktiv und empfindsam war wie er, von dem brennenden Wunsch besessen, zu leben und seine Lebensaufgabe zu erfüllen, brachten diese ersten Wochen an die Grenze des Ertragbaren. Nur noch drei Monate blieben ihm, um das Werk zu vollenden, das, wie er wußte, kaum erst begonnen war!

Allmählich versöhnte er sich mit dem Gedanken, aber er war fest entschlossen – wenn es schon sein Geschick sei, sein Werk unvollendet zurückzulassen –, die wenigen Lebenswochen, die ihm noch verbleiben sollten, so gut wie möglich zu nutzen. Obwohl noch sehr schwach und gerade erst imstande, einige Schritte zu tun, kehrte er in sein Labor zurück und übernahm für einige Wochen die Leitung der gesamten Abteilung.

Er vertiefte sich auf der Stelle so sehr in seine Experimente, daß er jeglichen Zeitbegriff verlor und Tag und Nacht arbeitete, so daß der Lichtschein, der rund um die Uhr aus seinem Laborfenster drang, vom Klinikpersonal »das Licht, das nie erlischt« genannt wurde.

Während so Wochen und Monate vergingen, dachte Bach immer weniger an seinen gesundheitlichen Zustand und merkte, wie er wieder zu Kräften kam. Und als drei Monate vorüber waren, stellte er plötzlich fest, daß sein Gesundheitszustand stabiler war als seit vielen Jahren.

Die Kollegen, die ihn zum Zeitpunkt seines gesundheitlichen Zusammenbruches gesehen hatte, waren derart perplex, daß ein befreundeter Arzt, der an seiner Operation mitgewirkt hatte, dann jedoch unmittelbar an die Front gereist war, bei ihrem ersten Wiedersehen – einige Zeit später – ausrief: »Aber mein Gott, Bach. Du bist doch tot!«

Dieser Ausspruch veranlaßte Bach, über die Ursachen seiner wunderbaren Genesung oder besser gesagt seiner Rückkehr ins Leben nachzudenken. Und er gelangte zu der Schlußfolgerung, daß ein alldurchdringendes Interesse, eine große Liebe, ein unumstößlicher Lebensentschluß für das Glück des Menschen auf dieser Erde der entscheidende Faktor sei. So wurde ihm klar, daß die Hingabe an seine Arbeit ihn durch all seine Schwierigkeiten hindurchgetragen und ihm geholfen hatte, wieder gesund zu werden.

In seinem späteren Lebenswerk sollte sich diese Wahrheit noch deutlicher offenbaren. Denn die pflanzlichen Heilmittel, die er entdeckte, haben die Kraft, in uns den unwiderstehlichen Wunsch zu erwecken, zu leben und unsere Lebensaufgabe zu erfüllen. Und zugleich mit diesem Verlangen kehrt auch die Gesundheit zurück.

Die Impfstoffe, die er aus Darmbakterien gewann, fanden immer weitere Verbreitung bei der Behandlung chronischer Erkrankungen und wurden mit so außergewöhnlichem Erfolg eingesetzt, daß die Methode von der Schulmedizin aufgegriffen wurde.

Während der Grippe-Epidemie von 1918 erhielt Edward Bach inoffiziell die Genehmigung, einen Teil der in Großbritannien verbliebenen Truppen mit seinen Vakzinen zu impfen. Auf diese Weise rettete er viele Tausende von Leben. Und er wünschte sehr, man würde ihn auch in anderen Kasernen stationierte Truppen impfen lassen; denn dort war die Sterblichkeitsrate geradezu beängstigend hoch. Er wußte, daß er namenloses Leid hätte abwenden können, sofern man ihm dazu nur die Gelegenheit gegeben hätte.

Nachdem er gesundheitlich wieder völlig hergestellt war, verschrieb er sich seinen Forschungen mit noch größerem Eifer, und seine nunmehr unbestrittene Reputation als Bakteriologe zog eine immer größere Zahl von Patienten in seine Praxis in der Harley Street.

In diesem Stadium gaben ihm die Ergebnisse seiner Arbeit großen Auftrieb, er hatte das Gefühl, daß er der Entdeckung jener sanfteren und wirkungsvolleren Therapie, nach der er schon so lange suchte, immer näher komme. Schon zu diesem Zeitpunkt war es ihm gelungen, auf die Anwendung von »harten« Medikamenten und Arzneien weitgehend zu verzichten. Obendrein konnte er zahlreichen Menschen, die bereits jeglichen Glauben an eine Genesung aufgegeben hatten, neue Hoffnung machen und ihnen Trost spenden.

Die Ergebnisse, die er im Zusammenhang mit der Toxikämie (Vergiftung) des Darmes erzielt hatte, wurden in Fachkreisen mit wachsendem Interesse registriert. So erhielt er Gelegenheiten, seine Entdeckungen in medizinischen Zeitschriften zu veröffentlichen. Einige dieser Publikationen finden sich in den *Proceedings of the Royal Society of Medicine* des Jahrgangs 1920.*

Obwohl diese Entdeckungen gegenüber den bis dahin bekannten Methoden zur Behandlung chronischer Erkrankungen einen bedeutenden Fortschritt markierten, war Bach noch immer nicht ganz zufrieden.

Denn es gab noch einige Krankheiten, die nach wie vor auf keine Therapie reagierten und denen selbst durch die Vakzine nicht beizukommen war. Außerdem fand Bach das allgemein übliche diagnostische Verfahren zu zeitraubend. Häufig waren tage-, wochen- oder sogar monatelange Untersuchungen und Testverfahren erforderlich, bevor die Krankheit genau diagnostiziert war und eine konkrete Behandlung beginnen konnte. Während dieses Zeitraumes war der Patient weiterhin leidend und wurde immer schwächer und hilfebedürftiger.

Deshalb war er jetzt davon überzeugt, daß seine Arbeit noch nicht einmal den Kinderschuhen entwachsen sei; und er entschloß sich, seine Anstrengungen zu verdoppeln.

---

* »The Nature of Serum Antitrypsin and its Relation to Autolysis and the Formation of Toxins« von F. H. Teale und E. Bach, in: Proc. Roy. Soc. Med. 1920; »The Relation of the Autotryptic Titre of Blood to Bacteria Infection and Anaphylaxis« von F. H. Teale und E. Bach, in: Proc. Roy. Soc. Med. 1920; »The fate of ›washed spores‹ on inoculation into animals, with special reference to the Nature of Bacterial Toxæmia« von F. H. Teale und E. Bach, in: Journal of Pathology and Bacteriology 1920.

Begegnung mit der Homöopathie

In der zweiten Hälfte des Jahres 1918 begann eine neue Phase im Schaffen von Edward Bach.

Die Verwaltung der Universitätsklinik hatte beschlossen, daß alle dort angestellten Ärzte auf jegliche berufliche Tätigkeit außerhalb der Klinik zu verzichten hätten. Diese Bevormundung mißfiel Edward Bach. Seine starke Abneigung gegenüber genau festgelegten Arbeitszeiten, Vorschriften und kleinlicher Reglementierung veranlaßte ihn, unverzüglich seine Kündigung einzureichen.

Er war jedoch entschlossen, die Erforschung der Entartungen der Darmflora unbeirrt fortzusetzen, und zu diesem Zweck richtete er am Nottingham Square, W. 1, ein eigenes kleines Laboratorium ein, wo er sowohl Patienten empfangen als auch seiner Forschungstätigkeit nachgehen konnte.

Er litt zu dieser Zeit unter erheblichem Geldmangel, denn er hatte seine gesamten Ersparnisse in das Labor investiert. Seine Privatsphäre beschränkte sich auf einen einzigen kleinen Raum zum Wohnen, Essen und Schlafen. Aber er war glücklich, konnte er doch nun seine Forschungen nach eigenem Gutdünken fortsetzen. Und er zweifelte keinen Augenblick lang daran, daß er neue Erkenntnisse gewinnen und Entdeckungen machen werde, die für die leidenden Menschen von großem Nutzen sein würden.

Kurze Zeit später wurde am Londoner Homöopathischen Krankenhaus die Stelle des Pathologen und Bakteriologen frei, und seine Bewerbung wurde angenommen. Er trat seine neue Stellung im März 1919 an und blieb bis 1922 am Homöopathischen Krankenhaus.

Kurze Zeit später gab ihm jemand das *Organon*, das Hauptwerk Samuel Hahnemanns, des Begründers der Homöopathie.

Skeptisch begann Edward Bach dieses Buch zu lesen. Aber schon nach der Lektüre der ersten Seite dieses Werkes änderte er seine Meinung völlig; denn er erkannte Hahnemanns außergewöhnliches Genie, und während der restlichen Nacht las er das Buch von der ersten bis zur letzten Seite.

Je mehr er las, desto faszinierter wurde er; denn er stellte fest, daß es zwischen Hahnemanns und seinen eigenen Entdeckungen wesentliche Übereinstimmungen gebe.

Hahnemann hatte fast ein Jahrhundert zuvor offenbar etwas erkannt, was auch Edward Bach in den zurückliegenden Jahren mit Hilfe neuerer Methoden ebenfalls hatte nachweisen können. Er hatte festgestellt, daß eine enge Beziehung zwischen chronischen Erkrankungen und der Vergiftung der Darmflora besteht. Überdies hatte er nachgewiesen, daß es der Wirksamkeit einer Arznei zugute kommt, wenn man ihre Anwendung erst dann wiederholt, sobald die Wirkung der vorhergehenden Arzneigabe abgeklungen ist.

Edward Bach war zutiefst beeindruckt. Hier war ein Mann, der viele Jahre zuvor diese grundlegenden Tatsachen ohne die technischen Hilfsmittel der modernen Medizin entdeckt hatte und der, nachdem er die Richtigkeit seiner Entdeckungen an sich selbst und einigen wenigen Mitarbeitern erprobt hatte, den Mut besessen hatte, sein Wissen zu veröffentlichen.

Die von Hahnemann entwickelten »Kuren« erschienen Edward Bach doppelt bewundernswürdig, weil jener nicht mit den Keimen gearbeitet hatte, welche die Krankheit selbst hervorbringt, sondern mit Heilmitteln, die hauptsächlich der Natur selbst entnommen waren – Pflanzen, Kräutern und Mosen. Zwar hatte er auch Gifte und Metalle verwandt, aber in so winzigen Mengen und auf eine solche Weise aufbereitet, daß ihre gefährlichen Nebenwirkungen dadurch neutralisiert wurden.

Hier traf er auf jemanden, der gleich ihm selbst entdeckt hatte, daß jeder Krankheitsfall einer individuellen und nicht einer standardisierten Massentherapie bedarf. In Hahnemanns Worten ausgedrückt: »Deshalb wird der von der Vernunft geleitete Arzt jeden Krankheitsfall, der seiner Obhut unterstellt ist, nach dessen individuellen Merkmalen beurteilen..., er wird den Kranken gemäß dessen Individualität behandeln... mittels der geeigneten und auf dessen individuelle Bedürfnisse zugeschnittenen Arznei« (*Organon*, Paragr. 48).

Hahnemann hatte erkannt – wovon auch Edward Bach bereits seit langer Zeit überzeugt war –, daß es der Grundsatz echter Heilung sei, *den Patienten und nicht die Krankheit zu behandeln.* Er hatte festgestellt, daß es darauf ankomme, die Persönlichkeitsmerkmale des Patienten zu behandeln und dessen Temperament, die »Gemütssymptome«, wie Hahnemann sie genannt hatte. Und diese Charakteristika halfen dem Homöopathen, die richtige Arznei zu finden, und zwar unabhängig von dem organischen Befund.

Eine solche Form der Diagnostik gestattete es dem Arzt, unverzüglich ein Heilmittel zu verschreiben und die Therapie sofort zu beginnen, wobei keine Zeit für aufwendige und oftmals schmerzhafte Untersuchungen verlorenging.

Dieses Prinzip des »Behandle den Patienten und nicht die Krankheit« wurde zur Grundidee der Blütentherapie, die Edward Bach nur wenige Jahre später entdecken sollte.

Er stellte fest, daß er viele Ideale mit Hahnemann gemeinsam hatte. So sprach etwa Hahnemann im ersten Paragraphen des *Organon* ein Motiv an, das auch Edward Bach bereits seit Anbeginn seiner medizinischen Laufbahn geprägt hatte und das ihn während seines ganzen Lebens alle Widerstände überwinden ließ. Dort hieß es nämlich: »Die hohe und einzige Aufgabe des Arztes ist es, die Kranken gesund zu machen, sie zu heilen...«

Aufgrund dieser Ideale war Bach so manchem Mißverständnis ausgesetzt. Auch wurde der Wert seiner Arbeit von orthodoxen Schulmedizinern immer wieder in Frage gestellt, und mehr als einmal wurde ihm angedroht, man werde ihm die Approbation entziehen. Aber das alles ließ ihn unberührt. Denn wenn er davon überzeugt war, einen Weg zu kennen, der geeigneter sei, kranken Menschen zu helfen als allgemein akzeptierte orthodoxe Regeln und Theorien, war er sofort bereit, diese aufzugeben.

Nachdem er das *Organon* gelesen hatte, glaubte Bach, daß er, sofern es ihm gelänge, Hahnemanns und seine eigenen Entdeckungen miteinander zu kombinieren, beide Methoden fortentwickeln und verbessern könne.

Zwar hatte er nicht die Absicht, Hahnemanns Leistung zu schmälern beziehungsweise dessen Grunderkenntnisse in Frage zu stellen, doch er wußte, daß sich im Laufe der Zeit das Umfeld der Patienten selbst wie auch die Krankheitsbilder verändert hatten. Denn in der Zwischenzeit hatte man eine Reihe neuer Krankheiten entdeckt, und überdies hatte sich kaum jemand mit der Gruppe jener Krankheiten befaßt, die allgemein als »unheilbar« galten.

Das Arbeitsgebiet im bakteriologischen Institut des Londoner Homöopathischen Krankenhauses war lange Zeit vernachlässigt worden. Und so richtete Bach seine ganze Energie auf den Aufbau dieser Abteilung. Zu diesem Zweck mußte er jedoch zunächst den unter orthodoxen Homöopathen verbreiteten Vorbehalt überwinden, demzufolge es nicht statthaft sei, Hahnemanns reine Lehre mit Prinzipien der Schulmedizin zu vermischen.

Es dauerte nicht lange, da war die von ihm modernisierte Abteilung derart überlastet, daß er die Einstellung einiger Assistenten erwirkte. Und diese Mitarbeiter fanden ein solches Interesse an ihrer neuen Tätigkeit, daß er selbst genügend Muße fand, um sich ganz seinen eigenen Experimenten zu widmen.

Er versuchte nun, sich über die Gemeinsamkeiten und Unterschiede Klarheit zu verschaffen, die zwischen Hahnemann und ihm selbst bezüglich des Charakters der chronischen Erkrankungen bestanden.

Einige Jahre zuvor hatten ihn seine Forschungen auf dem Gebiet der Immunologie an der Londoner Universitätsklinik zu der Entdeckung geführt, daß die Giftabsonderungen gewisser Darmbakterien die Ursache chronischer Erkrankungen seien und daß die Entfernung dieser toxischen Substanzen das sogenannte chronische Leiden zum Verschwinden bringe.

Hahnemann war bereits hundert Jahre früher zu der gleichen Erkenntnis gelangt. Er hatte die Theorie aufgestellt, daß man eines oder mehrere von drei Giften – Syphilis, Sycosis und Psora – ausschalten müsse, bevor man eine chronische Erkrankung wirksam behandeln könne.

Wenngleich die ersten beiden dieser Gifte bereits bekannt und exakt definierbar waren, so wußte man zum damaligen Zeitpunkt über das dritte – Psora – kaum mehr, als sich aus den Symptomen ablesen ließ.

Bach gelangte nun zu dem Schluß, das von gewissen Organismen im Darm gebildete Gift sei mit Hahnemanns Psora identisch.

Er machte sich nun daran, nach den Regeln der homöopathischen Lehre aus diesen Organismen Vakzine herzustellen, die er seinen Patienten oral verabreichte. Dabei verschrieb er eine neue Gabe erst dann, wenn die Wirkung der vorhergehenden Gabe bereits abgeklungen war. Das Ergebnis dieses Versuches begeisterte ihn, und von diesem Zeitpunkt an verzichtete er fast gänzlich auf Injektionen.

Injektionsnadeln hatte er noch nie gemocht und war daher von der einfachen und wirksamen Form der oralen Applikation sehr angetan – einer Methode, die auch die Mehrzahl der Patienten eindeutig vorzog. Denn auf diese Weise ließen sich nicht nur lokale Reaktionen ausschließen. Auch die allgemeinen Reaktionen waren in den meisten Fällen weniger heftig. Die nach dieser Methode hergestellten und oral applizierten Vakzine oder Nosoden rechtfertigten Bachs Arbeitsaufwand ganz und gar: Hunderte sogenannter chronischer Fälle wurden mittels dieser Therapie erfolgreich behandelt. Und so war Edward Bach innerlich davon überzeugt, daß er der Entdeckung der sanften und wirksameren Arznei, die für so viele kranke Menschen eine außerordentliche Hilfe sein würde, wieder einen Schritt näher gekommen war.

Er klassifizierte die beeindruckende Vielfalt der im menschlichen Darm vorkommenden Organismen durch Zuordnung zu bestimmten Gruppen, indem er ihr Fermentierungsverhalten auf Zucker beobachtete. Schließlich teilte er sie in sieben Hauptgruppen ein, welche dann fast alle klassifizierten Organismen enthielten.

Die sieben Gruppen von Bakterien nannte er:

1. Proteus
2. Dysenterie
3. Morgan
4. Fæcalis Alkaligenes
5. Coli Mutabile
6. Gærtner
7. Nr. 7

Die Eigenschaften der aus den Bakterien dieser Gruppen präparierten Vakzine bestanden – wie er nun herausfand – in ihrer Fähigkeit, den Darmtrakt ebenso zu reinigen wie die verschiedenen Lebensmittel, die der Mensch ißt. Aufgrund dessen können die Überreste unserer Nahrung unseren Körper schadstoffrei, sauber und ohne gefährliche Reststoffe verlassen.

Dieser Reinigungsprozeß bewirkt beim Patienten eine bemerkenswerte Verbesserung des Allgemeinzustandes und heilt gleichermaßen lokale Beschwerden ohne zusätzliche lokale Therapie.

Bach stellte deshalb mittels eines von ihm entwickelten Testverfahrens die im Darm des jeweiligen Patienten vorherrschende Bakteriengruppe fest und verabreichte dann entweder eine autogene oder eine polyvalente Nosode.

Die autogenen Nosoden oder Vakzine stellte er aus den Mikroorganismen des betreffenden Patienten her, dem er sie später oral verabreichte. Um jedoch eine für eine große Zahl von Kranken gleichermaßen geeignete Vakzine zu produzieren, eine sogenannte polyvalente Nosode, wurden einigen hundert Patienten

Mikroorganismen entnommen, gemeinsam potenziert und später allen diesen Patienten verabreicht.

Parallel zu diesen Experimenten befaßte sich Bach mit der genauen Beschreibung der »Gemütssymptome«, das heißt der sieben Persönlichkeitstypen seiner Patienten, und ordnete sie den entsprechenden Bakteriengruppen zu. Dabei stellte er fest, daß jede dieser Bakteriengruppen auf einen klar umrissenen Persönlichkeitstyp wirkt.

Die sieben Bakteriengruppen entsprachen somit sieben unterschiedlich gearteten und eindeutig identifizierbaren Charakterstrukturen. Bach war begeistert, denn nun stellte sich heraus, daß seine ursprünglichen Annahmen tatsächlich richtig gewesen waren: Wenn er seine Patienten gemäß ihren Gemütssymptomen mit einer dieser sieben Nosoden behandelte, so erzielte er Resultate, die selbst seine kühnsten Erwartungen übertrafen.

Natürlich blieb im Hinblick auf die Nosoden und die entsprechenden Persönlichkeitstypen noch eine Menge Forschungsarbeit zu leisten. Auch standen noch eine Reihe von Beobachtungen aus, die eine definitive Klassifizierung der verschiedenen Persönlichkeitstypen ermöglichen sollten. Aber im weiteren Verlauf seiner Arbeit gelang es Bach schon bald, mit einer hohen Wahrscheinlichkeit von dem Typus des Patienten und seinen Symptomen auf die in dem Betreffenden vorherrschende Art der Darmbakterien zu schließen.

Diese Form der Diagnostik erschien ihm mit Abstand die beste. Sie ersparte den Kranken unangenehme körperliche Untersuchungen und Abklärungsverfahren, die sie letztlich nur noch weiter ermüdeten und schwächten.

Später sollte es ihm gelingen, seine Methode der Diagnostik und Symptombeschreibung noch wesentlich zu verfeinern.

Aber bereits jetzt war Bach höchst unzufrieden mit sich, wenn es ihm nicht gelang, in der kurzen Zeit, die ein Patient brauchte, um von der Sprechzimmertür zu seinem Schreibtisch hinüberzugehen, das Mittel zu bestimmen, das ihn heilen konnte.

In der Zwischenzeit hatten sich die Erfolge mit seinen Nosoden bei der Behandlung chronischer Erkrankungen gesteigert. Die sieben oral einzunehmenden Vakzine, auch Bach-Nosoden genannt, wurden in ärztlichen Kreisen mit großer Zustimmung aufgenommen. Sie fanden nicht nur in England, sondern in sogar noch größerem Umfang in Amerika, Deutschland und zahlreichen anderen

Ländern Eingang in die allopathische wie die homöopathische Praxis.

Bach war unermüdlich bestrebt, seine für die Krankenbehandlung außerordentlich wichtige Entdeckung überall zu verbreiten. Deshalb hielt er immer wieder Vorträge und publizierte zahlreiche Beiträge in medizinischen Zeitschriften.

In dem Vortrag »The Relation of Vaccine Therapy to Homœopathy«*, den er im April 1920 vor der Londoner Homöopathischen Gesellschaft hielt, verwies er auf die zwischen den modernsten wissenschaftlichen Ergebnissen und der Lehre Hahnemanns bestehenden Übereinstimmungen. Diese Übereinstimmung, so führte er weiter aus, betreffe nicht nur die Quantität der Dosis, sondern gleichermaßen die Zusammensetzung, Anwendung und die Art der Arznei. In homöopathischen Kreisen erregten diese Ausführungen ein ganz außerordentliches Interesse.

Während der folgenden Jahre war es Bachs ständiges Bestreben, die Klassifizierung der Symptome, die für jede einzelne der erwähnten Bakteriengruppen charakteristisch waren, weiter voranzutreiben. Es war sein erklärtes Ziel, diese Klassifizierung zu einer solchen Vollkommenheit zu bringen, daß es möglich sein würde, gänzlich auf Labortests zu verzichten und ausschließlich aufgrund der Symptomatologie die richtige Nosode zu verschreiben.

---

* Erschienen in *The British Homœopathic Journal*, April 1920

(1922–1928) Die sieben Bach-Nosoden

Im Jahr 1922 hatte in Edward Bachs Abteilung am Londoner Homöopathischen Krankenhaus die Arbeit einen solchen Umfang angenommen, daß ihm kaum Zeit für seine eigene Forschungstätigkeit blieb. Sein wachsender Ruhm führte überdies so viele kranke Menschen in seine Praxis in der Harley Street, daß er bis an die Grenzen seiner Belastbarkeit gehen mußte, um all diesen verschiedenen Verpflichtungen gerecht zu werden. Außerdem unterhielt er noch die relativ beengten Räumlichkeiten am Nottingham Place, W. 1, wo er Arme kostenlos behandelte.

Da die Entwicklung der sieben Nosoden noch weiterer aufwendiger Forschungen bedurfte, gab er schließlich seine Stellung als Bakteriologe und Pathologe am Londoner Homöopathischen Krankenhaus auf und verlegte seine Wirkungsstätte kurz darauf in ein nahe dem Portland Place gelegenes geräumiges Laboratorium.

Eine zunehmend große Zahl von Fachleuten hatte inzwischen Edward Bachs außerordentliche Begabung erkannt, und in homöopathischen Kreisen galt er als »der zweite Hahnemann«.

1926 veröffentlichte er das Buch *Chronic Disease: A Working Hypothesis*, das er gemeinsam mit Dr. C. E. Wheeler verfaßt hatte, der seit Bachs Zeit am Homöopathischen Krankenhaus sein Assistent war. Das Buch erregte in medizinischen Kreisen große Aufmerksamkeit und wurde von allopathischen wie homöopathischen Ärzten äußerst wohlwollend aufgenommen. Im übrigen waren die Ergebnisse, die nun immer mehr Ärzte mit Hilfe seiner Methoden erzielen konnten, so zufriedenstellend, daß die oralen Vakzine immer häufiger den injizierten Impfstoffen vorgezogen wurden.

Auch seine folgenden Jahre waren ganz der Arbeit gewidmet. Er teilte seine Zeit zwischen der Praxis in der Harley Street und dem Labor am Portland Place auf. Da er den Arbeitsaufwand allein nicht mehr bewältigen konnte, stellte er eine Reihe von Assistenten ein; er ließ es sich jedoch weiterhin nicht nehmen, aus den von über siebenhundert Ärzten eingesandten Bakterienkulturen selbst die Vakzine herzustellen.

Außerdem erschienen zu dieser Zeit auch die ersten ausländischen Arztkollegen in Bachs Labor, um sich unter dessen Anleitung seine Methode anzueignen. Es war schon immer sein Wunsch gewesen, seine Erkenntnisse weiten Kreisen zugänglich zu machen, damit so viele leidende Menschen wie nur möglich davon profitieren könnten.

Bach hatte in diesen Jahren ein bedeutendes Einkommen, aber er wandte jeden Penny, den er verdiente, für die Anschaffung neuer Instrumente und medizinischer Apparate und für die Besoldung seiner Assistenten auf. Er behielt so wenig Geld für seinen Privatgebrauch, daß er, als er 1930 London verließ, um sein neues Forschungsvorhaben zu beginnen, kaum mehr als ein paar Pfund in der Tasche hatte.

Edward Bach war unentwegt bemüht, die von ihm entwickelten Methoden und Heilmittel noch weiter zu klären und zu vereinfachen. Er arbeitete unablässig den ganzen Tag bis spät in die Nacht hinein und stellte immer neue Experimente an. Auch unterzog er andere Behandlungsformen – etwa die Elektrotherapie, die Röntgentherapie, sogar die Abrams Box – genauen Tests, war mit den Ergebnissen aber in keinem Fall völlig zufrieden.

Parallel zu diesen Arbeiten unternahm er es noch, das Verhältnis von Ernährung und Krankheit genau zu studieren. Im Verlauf dieser Untersuchungen gelangte er zu der Erkenntnis, daß ungekochte Lebensmittel sowie Früchte, Nüsse, Körnerfrüchte und Gemüse die gesündeste Kost seien, da sie die Menge der im Darm produzierten Giftstoffe senken.

1924 hielt er in London vor dem Britischen Homöopathischen Kongreß einen Vortrag, in dem er sich mit den Wirkungen einer kombinierten Diät-Vakzinebehandlung auseinandersetzte. In seinen *Intestinal Toxæmia in its Relation to Cancer* überschriebenen Ausführungen wies er darauf hin, daß die »so erzielten positiven Wirkungen auf eine Verbesserung des Allgemeinzustandes und nicht auf eine Lokaltherapie zurückzuführen« seien.

Edward Bach brachte in diesem Vortrag auch die wissenschaftliche Begründung des Prinzips, von dessen Gültigkeit er schon seit langem intuitiv überzeugt war: nämlich der Tatsache, daß das Temperament eines Patienten der wichtigste Indikator für die benötigte Therapie sei. Der Beweis für die Richtigkeit dieser Behauptung sei, so erklärte er, der Umstand, daß die Vakzine den Allgemeinzustand des Patienten so sehr verbessern, daß lokale Beschwerden aufgrund dessen völlig verschwinden. Als er später mit der Erforschung seiner pflanzlichen Heilmittel befaßt war, stellte er fest, daß der Heilungsprozeß darin besteht, »den Patienten von dem Zustand ›nicht ganz man selbst sein‹ in die Befindlichkeit ›ganz man selbst sein‹ zurückzuführen«.*

Auf dem Internationalen Kongreß für Homöopathie, der 1927 in London stattfand, trugen Edward Bach und seine Assistenten die bis zu diesem Zeitpunkt wissenschaftlich gesicherten Ergebnisse ihrer Arbeit vor.**

In seinem Eröffnungsvortrag erklärte Dr. C. E. Wheeler im Hinblick auf Dr. Bachs Entdeckung: «Der Urheber dieser Entdekkung wird in ein paar Minuten zu Ihnen sprechen. Aber ich möchte hier an seiner Stelle deutlich aussprechen, was er selbst aus Bescheidenheit niemals öffentlich sagen würde. Der Umstand, daß ich bereits seit Jahren mit ihm zusammenarbeite, verleiht meinen Worten nur um so mehr Gewicht. Und auch die Tatsache, daß in der in Buchform veröffentlichten Darlegung seiner Theorie*** mein Name direkt neben dem seinen abgedruckt ist, wird mich nicht daran hindern, hier in aller Klarheit darauf hinzuweisen, daß ich zu seiner ursprünglichen Entdeckung nur sekundäre Ergebnisse hinzugefügt habe und daß die Anerkennung für diese Entdeckung nur ihm und ihm allein gebührt.

Beachten Sie, daß er Bakteriologe ist und aufgrund seiner bakteriologischen – oder genauer gesagt, seiner immunologischen – Forschungen zur Formulierung seiner Theorie gelangt ist. Und beachten Sie weiter, daß er mit der Homöopathie noch nicht in Berührung gekommen war, als er diese Theorie entwickelte. Die Prinzipien der Homöopathie lernte er erst später kennen, und er ließ sich von ihrem Wert gern überzeugen, wie er von ihrer Richtigkeit auch heute noch überzeugt ist. Tatsächlich ist er ohne das geringste Zögern sofort jene Gedankenverbindung eingegangen, von der im folgenden die Rede sein wird.«

In seinem Vortrag**** wies Dr. Bach noch einmal darauf hin, daß er aufgrund der Erforschung der aus Darmbakterien gewon-

---

* The Healing Herbs. Vortrag, den Edward Bach im September 1936 in Wallingford (Berkshire) hielt.

** The Problem of Chronic Disease. Vorträge, die auf dem Internationalen Kongreß für Homöopathie (1927) von C. E. Wheeler, Edward Bach und T. M. Dishington gehalten wurden.

*** Chronic Disease: A Working Hypothesis. Von Edward Bach und C. E. Wheeler, 1926.

**** The Problem of Chronic Disease

nenen Vakzine zu der Schußfolgerung gelangt sei, daß der Psorabegriff mit dem Begriff Darm-Toxämie gleichzusetzen sei.

In der letzten Passage seiner Rede sagte er: »Die Nosoden, jenes Heilmittel, das aus dem Stoff der Krankheit selbst präpariert wird, hat es bereits früher gegeben als die Bakteriologie oder irgendwelche künstlich hergestellten Vakzine. Aber die zwischen beiden bestehende Beziehung ist nur zu offenkundig.

Ich biete daher Ihrer Schule, die sich das Verdienst erworben hat, erstmals in der klinischen Praxis Krankheiten durch Krankheiten geheilt zu haben, eine Arznei an, die ein wirksames Heilmittel für die schwierigste aller Krankheiten ist, nämlich jene chronische Toxämie, die der Genius Hahnemanns bereits geahnt und namentlich bezeichnet hat. Wenn ich indessen die Auffassung vertrete, daß ich über das Wesen dieser Krankheit nähere Auskunft zu geben vermag, als es ihm seinerzeit möglich war, so schmälere ich damit seinen Ruhm nicht um ein Jota – vielmehr glaube ich, daß ich auf diesem Weg den Wert seiner Arbeit bestätige und sein Werk fortführe und ihm dadurch die einzige Ehrerbietung erweise, die er sich wünschen würde.«

Dr. T. M. Dishington aus Glasgow erklärte in seinem Vortrag: »Meine Erfahrung hat mir die epochale Bedeutung von Dr. Bachs Entdeckung unwiderleglich vor Augen geführt.«

Etwa in diesen Jahren machte Edward Bach auch zahlreiche allopathische Kollegen, die zu diesem Zeitpunkt bereits sehr erfolgreich mit seinen Vakzinen arbeiteten, mit seiner Entdeckung vertraut. Im März 1928 veröffentlichte er unter dem Titel *An Effective Method of Combating Intestinal Toxæmia* einen Aufsatz in *The Medical World* und einen weiteren in der Januarausgabe von 1929 des gleichen Periodikums (*An Effective Method of Preparing Vaccines for Oral Administration*).

Trotz des Erfolges seiner Nosoden und ihrer oralen Verabreichungsform erkannte Bach, daß die sieben Nosoden nur für die Behandlung des einen Krankheitstypus – den Hahnemann unter dem Begriff Psora beschrieben hatte – geeignet seien und nicht alle chronischen Erkrankungen heilen konnten, überdies befriedigte ihn auch die Art oder der Typus der von ihm entwickelten Heilmittel noch nicht vollständig.

Es war schon immer sein Wunsch gewesen, die von der Krankheit selbst erzeugten Substanzen (also die als Vakzine verwendeten Darmbakterien) durch reinere Arzneien zu ersetzen; und so beschloß er, sich in Zukunft der Erforschung dieses Problems zu widmen.

Er nahm sich vor, die Pflanzen und Kräuter der Natur im Hinblick auf ihre Heilwirkung zu untersuchen. Und so entdeckte er, daß bestimmte Pflanzen in ihrer Wirkung Übereinstimmungen mit den verschiedenen Bakteriengruppen aufwiesen. Als er dann genauere Experimente anstellte, zeigte sich aber, daß den pflanzlichen Substanzen bestimmte Charakteristika fehlten, die gerade die Wirkkraft der bakteriellen Nosoden ausmachten.

In einem Vortrag, den er am 1. November 1928 vor der Britischen Gesellschaft für Homöopathie hielt, ging er auf diesen Umstand näher ein.

Unter dem Titel »The Rediscovery of Psora« wurden seine dortigen Ausführungen in der Januarausgabe des *British Homœopathic Journal* von 1929 veröffentlicht. Und dieser Aufsatz ist deshalb von besonderer Bedeutung, weil hier der Öffentlichkeit erstmals die neue Heilmethode vorgestellt wird, die Bach in den folgenden Jahren entwickeln sollte.

In diesem Zusammenhang sind die beiden folgenden Zitate sehr aufschlußreich:

»Ich wünschte, ich könnte Ihnen bereits heute statt der sieben Bakteriengruppen sieben Heilpflanzen vorstellen. Denn es scheint so, daß viele Menschen, die unter chronischen Erkrankungen leiden, eine Abneigung gegenüber Arzneien empfinden, die so eng mit ihrem jeweiligen Leiden zusammenhängen.«

Auf Hahnemann Bezug nehmend, erklärte er in demselben Vortrag: »Er wußte bereits, daß unter den sich wandelnden Lebensbedingungen der modernen Gesellschaft neue Krankheitsbilder entstehen und es dementsprechend notwendig werden könne, nach neuen Heilmitteln zu suchen. So hat sein Genius bereits ahnend die Tatsache vorweggenommen, daß möglicherweise die Natur eine unbegrenzte Zahl von Heilmitteln bereithalte, die unter allen nur denkbaren Lebensbedingungen Hilfe gewähren.«

Noch im selben Jahr (1928) entdeckte Bach die ersten drei der achtunddreißig pflanzlichen Heilmittel, die später an die Stelle der sieben Nosoden treten sollten. Diese Substanzen waren tatsächlich geeignet, jegliche Krankheit – unter welchen Bedingungen auch immer – zu heilen. Denn wie er schließlich herausfand, ist die Art einer Erkrankung, ihr Typ, ihr Name und ihre Dauer vollkommen belanglos, da es für den Heilerfolg von entscheidender Bedeutung ist, das Temperament, die Stimmungslage oder den Seelenzustand des Patienten zu behandeln, nicht hingegen die Krankheit.

An anderer Stelle desselben Vortrages führte er aus: »Wir unternehmen jegliche nur denkbare Anstrengung, um die bakteriellen Nosoden durch pflanzliche Substanzen zu ersetzen, und haben tatsächlich in einigen Fällen auch die genaue Entsprechung gefunden. So ist beispielsweise das Ornitholgalum hinsichtlich seines Schwingungsverhaltens fast identisch mit der Morgan-Gruppe. Auch haben wir eine Meerespflanze entdeckt, die fast alle Eigenschaften des Dysenterie-Typus aufweist. Eines bereitet uns allerdings erhebliches Kopfzerbrechen und blockiert zur Zeit noch vollständig die Substituierung der bakteriellen Nosoden – und dieser entscheidende Punkt ist die Frage der Polarität.

»Wenn man die Heilmittel des Waldes und der Flur potenziert, so weisen sie eine positive Polarität auf. Jene Substanzen indessen, die in enger Verbindung mit den verschiedenen Krankheitszuständen stehen, gehören dem entgegengesetzten Typ an. Und so spricht gegenwärtig vieles dafür, daß dieses umgekehrte Polaritätsverhalten ursächlich ist für die guten Ergebnisse, die wir mit Hilfe der bakteriellen Nosoden erzielen...

Vielleicht wird es uns jedoch eines zukünftigen Tages gelingen, ein neues Potenzierungsverfahren zu entwickeln.«

Es sollte nur zwei Jahre dauern, bis er dieses neue Potenzierungsverfahren entdeckte, ein Verfahren, das die im Hinblick auf die Polarität bestehenden Schwierigkeiten völlig beseitigte.

Auch die in diesem Referat* vorgetragene Krankheitsdefinition vermittelt bereits einen Eindruck von dem Entwicklungsgang seines Denkens:

»Es ist das Bestreben der Wissenschaft, den Nachweis dafür zu erbringen, daß das Leben ein Zustand der Harmonie ist – ein Zustand des Gleichklangs – und daß Krankheit somit einem Mißklang entspricht, einem Zustand also, in dem ein Teil des Ganzen nicht im Gleichklang mit seiner Umgebung schwingt.«

Obwohl die Erforschung der oralen Vakzine zu diesem Zeitpunkt bei weitem noch nicht abgeschlossen war, hatten diese Substanzen in ärztlichen Kreisen bereits weite Verbreitung gefunden. Denn wie es seine Art war, hatte Edward Bach seine jeweils neue-

* Erschienen in *The Homœopathic Journal*, Januar 1929.

sten Entdeckungen immer wieder publiziert und keine der Erkenntnisse zurückgehalten, die seinen Kollegen in ihrem Kampf gegen die Krankheit von Nutzen sein konnten. So pflegte er zu sagen: »Es erscheint mir nicht rechtens, der leidenden Menschheit auch nur eine einzige nützliche Erkenntnis vorzuenthalten.«*

Er ließ andere jederzeit freigebigst an seinen Entdeckungen teilhaben. Ruhm und Ansehen waren für ihn von untergeordnetem Interesse; denn sein Hauptbestreben war es, kranken Menschen zu helfen, ihre Gesundheit wiederzuerlangen.

---

* Erschienen in *The Homœopathic Journal*, Januar 1929.

(1928–1930) Die Entdeckung der drei ersten Pflanzenheilmittel

Obwohl die meisten der Entdeckungen, die Edward Bach bis dahin gemacht hatte, das Ergebnis systematischer wissenschaftlicher Forschung gewesen waren, verließ er sich immer auf seine Intuition, wenn eine Fragestellung eine wissenschaftliche Beantwortung noch nicht zuließ. Und immer wieder konnte er feststellen, daß die Stimme der inneren Erfahrung ihn noch niemals im Stich gelassen hatte.

Was nun das neue Forschungsgebiet anbetraf, mit dem er sich jetzt intensiver zu beschäftigen begann, so waren es allein seine Intuition und sein genialer Spürsinn, die ihm Erkenntnisse und Wahrheiten erschlossen, welche dem rationalen Zugriff und der wissenschaftlichen Analyse zu diesem Zeitpunkt noch nicht zugänglich waren.

Das Jahr 1928 war für Edward Bach deshalb von besonderer Bedeutung, weil er in diesem Jahr mit seinen Forschungen in Neuland vordrang.

Er verbrachte nun jeden Augenblick, in dem er sich aus seiner Praxis und von seiner Tätigkeit im Labor freimachen konnte, in der freien Natur und suchte dort nach Pflanzen und Kräutern, durch die er die sieben bakteriellen Nosoden zu ersetzen hoffte. Wenn er wieder einmal einen Tag auf dem Land oder ein paar Stunden in einem Park verbracht hatte, kehrte er regelmäßig mit zahlreichen Pflanzen zurück, deren Wirkstoffe er potenzierte und verschiedenen Tests unterzog. Dann verglich er die Wirkungen, die er so erzielte, mit den therapeutischen Effekten der Nosoden – aber keiner der pflanzlichen Wirkstoffe erfüllte wirklich seine Erwartungen.

Er grübelte lange darüber nach, warum dieses so sei. Gleichwohl war er nach wie vor überzeugt, daß die echten Heilstubstanzen in verschiedenen Pflanzen und Bäumen der Natur enthalten sein müßten. Deshalb versuchte er, das Wesen der Krankheit noch tiefer zu ergründen, als es ihm bisher gelungen war, ihre Ursachen zu verstehen sowie ihre Wirkungen auf Körper und Geist.

Dann, als er eines Abends zu einem großen Bankett eingeladen war, wurde ihm die Antwort auf seine Fragen zuteil.

Bach nahm zunächst relativ lustlos an dem festlichen Essen teil. Er fühlte sich in dieser Umgebung nicht sonderlich wohl. Um sich die Zeit zu vertreiben, betrachtete er die Menschen um sich herum. Plötzlich wurde ihm klar, daß die gesamte Menschheit offensichtlich aus Gruppen klar zu definierender Typen besteht und daß jeder einzelne der zahlreichen in dem geräumigen Festsaal anwesenden Menschen der einen oder anderen dieser Gruppen angehörte. Den Rest des Abends verbrachte Bach damit, alle Anwesenden genau zu beobachten: Er registrierte, wie die einzelnen Gäste aßen, wie sie lächelten und ihre Hände und den Kopf bewegten; er betrachtete ihre Körperhaltung, den Ausdruck ihres Gesichtes und registrierte, sofern die betreffenden Menschen sich in seiner unmittelbaren Umgebung befanden, genau den Tonfall ihrer Stimme.

Dabei stellte er zwischen verschiedenen Menschen gleichsam eine »Familienähnlichkeit« fest, obwohl die Betreffenden durch keinerlei Blutsverwandtschaft miteinander verbunden waren.

Diese Tätigkeit fesselte ihn restlos. Und als das Dinner schließlich vorüber war, hatte er im Geist bereits eine Reihe von Gruppen gebildet und war nun innerlich damit beschäftigt, diese mit seinen sieben Bakteriengruppen zu vergleichen. Er erkannte indes, daß es mehr als nur sieben verschiedene Menschentypengruppen geben mußte. Und er wußte, daß, wenn er sich mit dieser Aufgabe länger ernsthaft auseinandersetzen würde, er sogar noch weitere Typen-Gruppen finden würde.

Dieses wäre die Fortsetzung der gigantischen Arbeit, die er schon für die Erforschung der Nosoden vollbracht hatte, und er war gespannt, ob sich seine erweiterte Gruppentheorie auf die verschiedenen Erscheinungsformen von Krankheit und Heilung anwenden ließe. Er überlegte, ob es wohl zwischen den Krankheiten, unter denen die verschiedenen Typengruppen zu leiden hatten, auch charakteristische Übereinstimmungen gäbe.

Dann hatte er die Eingebung, daß *nicht* bestimmte *Krankheiten* für die Angehörigen einer jeden Typengruppe charakteristisch sein könnten, sondern daß vielmehr die Angehörigen einer jeden Gruppe wahrscheinlich auf die verschiedenen Krankheitsformen in gleicher oder sehr ähnlicher Weise reagieren müßten.

Es war ihm nicht mehr möglich, das Ende des festlichen Abends abzuwarten, sondern er verabschiedete sich so bald als möglich, um in Ruhe diese neuen Gedankengänge weiter zu verfolgen. Doch fand er die dazu notwendige Muße erst, als er 1930 aus London weggezogen war und seine Lebensumstände es ihm ermöglichten, diese Theorie bis ins Detail auszuarbeiten.

Von diesem Zeitpunkt an beobachtete er jeden Patienten, der zu ihm kam, auf das genaueste. Er notierte alle Persönlichkeitsmerkmale, alle Stimmungen, jede Reaktion auf die Krankheit, alle Eigenheiten und kleinen Gewohnheiten. Und dann verschrieb er auf der Grundlage dieser Indikationen eines der pflanzlichen Heilmittel, über die er zu diesem Zeitpunkt bereits verfügte.

Die Erfahrungen waren gut, und er konnte mit Befriedigung konstatieren, daß seine Intuition ihm auch diesmal wieder den richtigen Weg gewiesen hatte. Diese Art der Therapie stellte gleichsam eine Erweiterung der Hahnemannschen Grundsätze dar, und sie entsprach gleichzeitig mehr als jede andere von ihm bis dahin angewandte Methode auch seinen eigenen Idealvorstellungen vom Heilen.

Ende September 1930 verspürte er plötzlich den Drang, nach Wales zu reisen. Er gab diesem überraschenden Impuls nach und wurde für seine Spontaneität reich belohnt; denn er entdeckte zwei wunderbare Gewächse: die blaß-malvenfarbene *Impatiens*- und die goldblütige *Mimulus*pflanze – die in großer Zahl unweit eines Gebirgsbaches wuchsen.

Er nahm einige Exemplare beider Pflanzen mit nach London und bereitete sie nach dem gleichen Verfahren zu, das er bereits früher zur Herstellung der oralen Vakzine benutzt hatte. Als er die so gewonnenen Präparate dann einigen Patienten – entsprechend deren Persönlichkeitsmerkmale – verschrieb, erzielte er zu seiner großen Freude sofort bemerkenswerte Resultate.

In jenem Jahr entdeckte er noch eine weitere Pflanze, die er ebenfalls präparierte – die wilde Clematis. Und damit hatte er die ersten drei der achtunddreißig Pflanzen gefunden, die in Zukunft das System der sogenannten Blütenheilmittel bilden sollten.

Mit diesen wenigen Pflanzenheilmitteln begann Bach nun seine Patienten ausschließlich aufgrund ihrer Persönlichkeitssymptome zu behandeln. Im Februar 1930 berichtete er unter dem Titel »Some New Remedies and their Uses« in *The Homœopathic World* erstmals über seine Erfahrungen mit der Verwendung der von ihm bis zu diesem Zeitpunkt entdeckten Heilpflanzen.

Er war inzwischen fest davon überzeugt, daß es möglich sei, die von ihm entwickelten bakteriellen Nosoden durch die reineren pflanzlichen Heilmittel der Natur zu ersetzen. So entschloß er sich Ende 1929, alle anderen Behandlungsmethoden aufzugeben und fortan nur mehr diese drei Pflanzenmittel – *Mimulus, Impatiens* und die wilde *Clematis* – zu verwenden und gleichzeitig nach weiteren geeigneten Blumen und Kräutern Ausschau zu halten.

Er wußte, daß er kurz vor der Entdeckung eines völlig neuen Systems der Heilkunde stand, hatte allerdings zu diesem Zeitpunkt noch keine genaue Vorstellung davon, welche Gestalt diese neue Behandlungsmethode im einzelnen annehmen werde.

Sein innerer Drang, weiter zu forschen, war so stark, daß er keine Ruhe mehr fand und die Dokumentationsarbeiten für die Nosoden, auf die er gemeinsam mit seinen ärztlichen Kollegen soviel Arbeit und Mühe verwandt hatte, nicht mehr fortsetzen konnte.

Er betrachtete nun seine gesamte bisherige Arbeit nur als eine Vorstufe seines neuen Heilverfahrens. Und voller Ungeduld war er bestrebt, alle die für die ernsthafte und tiefere Erforschung seiner neu entwickelten Theorien notwendigen Voraussetzungen zu schaffen.

Schließlich teilte er seinen Freunden mit, er sei im Begriff, seine Londoner Tätigkeiten aufzugeben. Er werde sich in Zukunft ganz der Aufgabe widmen, die verschiedenen menschlichen Persönlichkeitstypen zu erkennen und zu klassifizieren, dann nach Heilmitteln zu suchen, die geeignet seien, diese verschiedenen Persönlichkeitstypen zu heilen und auf diese Weise schließlich auch alle Krankheiten zu heilen, unter denen die einzelnen Persönlichkeitstypen zu leiden hätten.

Seine Freunde waren über diese Mitteilung eher bestürzt. Sie hatten ihn immer als eine der Leitfiguren der – wissenschaftlichen – medizinischen Forschung betrachtet, als einen genialen Wissenschaftler, der wichtige medizinische Entdeckungen gemacht hatte und in Zukunft weitere bedeutsame Erkenntnisse in die Medizin einbringen werde.

Sie waren mit den therapeutischen Wirkungen der oralen Vakzine vollkommen zufrieden. Schließlich hatte noch niemand sonst ein vergleichbar effizientes Behandlungsverfahren entdeckt. Was aber seine neuen Ideen anbelangte, so konnten sie ihm nicht mehr folgen, sondern hielten diese für Idealvorstellungen, denen, wenn überhaupt, nur wenig praktische Bedeutung zukomme.

Die Entscheidung, seine ganze bisherige Lebensarbeit aufzugeben und noch einmal von vorne anzufangen, wurde Bach nicht leicht.

Die Praxis in der Harley Street brachte ihm ein jährliches Einkommen von mehr als fünftausend Pfund ein. Die Herstellung der

Vakzine, die von Ärzten in aller Welt bestellt wurden, war bereits für sich allein betrachtet eine Vollzeitbeschäftigung. Und überdies galt er in Fachkreisen als ein Arzt mit hervorragenden wissenschaftlichen Fähigkeiten, dem man eine noch größere Zukunft prophezeite.

Aber keiner dieser Gesichtspunkte konnte ihn auch nur für einen Augenblick schwankend machen.

Ihn interessierte nur eines, und je länger er darüber nachdachte, um so unerschütterlicher wurde seine innere Gewißheit: Die Aufgabe, die er zu erfüllen hatte, lag in einer anderen Richtung. Was er suchte, war nur unter den Bäumen und Pflanzen der freien Natur zu finden: Heilmittel, welche die Natur selbst schon für die Menschheit bereithielt, die sozusagen nur darauf warteten, entdeckt zu werden.

Er war sich auch bewußt, daß er die göttliche Gabe besaß, mit seinen Händen zu heilen – so war der Traum seiner Kindheit tatsächlich wahr geworden. Denn während der arbeitsreichen Jahre, die nun hinter ihm lagen, hatte er in unregelmäßigen Abständen immer wieder unversehens einen inneren Drang gespürt, seine Hand auf den Arm oder die Schulter eines Patienten zu legen, und in allen diesen Fällen war der betreffende Patient auf der Stelle gesund geworden.

Bach wußte jedoch nie im voraus, wann diese Kraft Besitz von ihm ergreifen würde. Es überkam ihn in solchen Augenblicken, wie er es ausdrückte, unvermittelt ein Gefühl geradezu überwältigenden Mitempfindens, ein außerordentliches Verlangen, einem hilfesuchenden Menschen zu helfen, seine Leiden zu erleichtern. Er spürte dann, wie die heilende Lebenskraft von seiner Hand auf den Patienten überging, dem es augenblicklich besser ging.

So machte sich Edward Bach, inzwischen dreiundvierzig Jahre alt, im Frühjahr 1930 auf, mit seiner Arbeit noch einmal von vorne zu beginnen, wenngleich unter vollkommen neuen Voraussetzungen.

Seine außergewöhnliche intellektuelle Begabung hatte ihn befähigt, zahlreiche wissenschaftliche Entdeckungen zu machen, deren Anwendung auch heute noch zahllosen leidenden Menschen im Rahmen einer allopathischen oder homöopathischen Therapie Heilung bringt. Aber jetzt fühlte er ganz deutlich, daß in ihm eine Art göttliche Inspiration erwachte, das intuitive Wissen um die verborgenen Heilkräfte der Natur.

Von diesem inneren Wissen geleitet, fühlte er sich stark genug, alle wissenschaftlichen und »künstlichen« Heilverfahren hinter sich zu lassen und zu den einfachen Prinzipien der Natur zurückzukehren.

(1930) Abschied von London

Anfang 1930 beschloß Edward Bach, aus London fortzuziehen und sich voll und ganz seiner neuen Aufgabe und der Entdeckung weiterer pflanzlicher Heilmittel zu widmen.

Da er seine Entschlüsse unverzüglich in die Tat umzusetzen pflegte, hatte er bereits vierzehn Tage später seine ausgedehnte Praxis unter befreundeten Kollegen aufgeteilt und sein Laboratorium geschlossen.

Dann verbrannte er in einem Freudenfeuer sämtliche Vorträge und Aufsätze über seine bisherigen Forschungsergebnisse, zerschlug seine Injektionsspritzen und Vakzinefläschchen und schüttete ihren Inhalt in den Ausguß des Laborwaschbeckens.

Mit halben Sachen gab er sich niemals zufrieden.

Die Arbeit, die an der Vervollkommnung der Bach-Nosoden noch zu leisten war, überließ er den Ärzten, die ihm während der vergangenen Jahre assistiert hatten. Die Laborutensilien und das Praxismobiliar waren rasch verkauft. Und mit dem aus diesem Verkauf erzielten Erlös, seinem einzigen Besitz – denn er hatte bis dahin sein gesamtes Einkommen in seine Forschungsarbeit investiert –, verließ er London an einem Maimorgen des Jahres 1930.

Er brach zu seinem großen Abenteuer auf, ohne dem Wohlstand und dem Ruhm, den er hinter sich zurückließ, im geringsten nachzutrauern. Sein Reiseziel war Wales, wo er unter den Blumen des Feldes Heilmittel zu finden und zu gewinnen hoffte.

Am Abend vor seiner Abreise aus London hatte er noch ein Gespräch mit dem Arzt Dr. John H. Clarke, das ihn sehr ermutigte. Dieser bereits betagte Kollege war von Edward Bachs Plänen tief beeindruckt. Als der Augenblick des Abschieds gekommen war, erklärte er: »Mein lieber Junge, vergessen Sie alles, was Sie bisher gelernt haben, lassen Sie die Vergangenheit vergangen sein und schauen Sie nur nach vorn. Gehen Sie weiter. Sie werden finden, was Sie suchen. Und sobald Sie es gefunden haben, werde ich Sie hier wieder willkommen heißen und Sie voll und ganz unterstützen. Zwar habe ich nicht mehr lange zu leben, aber vielleicht erlebe ich noch den Tag, da Sie nach London zurückkehren. Denn ich weiß, daß die Entdeckungen, die Sie in Zukunft machen werden, für alle die Menschen eine Freudenbotschaft und ein großer Trost sein werden, für die wir gegenwärtig nur so wenig tun können. Ich werde bereit sein, meine bisherige Arbeit den Flammen zu übergeben und als Praktiker der neuen, besseren Heilkunde, die Sie entdecken werden, noch einmal von vorne zu beginnen.«

Dr. Clarke erlebte tatsächlich noch, wie Edward Bach die später als »Die zwölf Heiler« bekannt gewordenen pflanzlichen Heilmittel entdeckte. Und bevor er starb, publizierte er noch den ersten Bericht über diese Entdeckung in der von ihm herausgegebenen Zeitschrift *The Homœopathic World*.

Nun, da für ihn der Zeitpunkt gekommen war, von London Abschied zu nehmen, war Edward Bach glücklich, daß er den Straßenlärm hinter sich lassen konnte – die Menschenmassen und das Häusermeer, in dem er sich eingeschlossen fühlte und kaum atmen konnte.

Schon lange hatte er Sehnsucht empfunden nach den friedlichen Feldwegen, nach Wiesen und Wäldern, und als er sich nun dem Ziel seiner Wünsche näherte, war er so glücklich wie ein Schuljunge, den man endlich aus einem muffigen Klassenzimmer entlassen hatte.

Seine begeisterungsfähige Natur und seine außerordentliche Vitalität ließen ihn wesentlich jünger erscheinen, als er tatsächlich mit 43 Jahren war. Sein Mut war ohne Beispiel; denn schon jetzt, da er seine Suche eben erst begonnen hatte, war ihm klar, daß er während der vor ihm liegenden Jahre, ganz auf sich gestellt, sich nur auf eines würde verlassen können: seine innere Gewißheit von der überragenden Bedeutung seiner selbstgewählten neuen Lebensaufgabe.

So brach er nur mit einigen Koffern und dem wenigen Geld, das er für seine Laborausstattung erhalten hatte, in sein neues Leben auf. Er hatte weder einen festen Plan, noch wußte er, was ihn erwartete oder wie das Ergebnis seiner Suche schließlich aussehen würde. Genaugenommen sah er noch nicht einmal ganz klar vor sich, was er eigentlich suchte. Nur eines wußte er sicher: Er würde die praktischste aller Heilmethoden entdecken, ein Verfahren, mit dessen Hilfe sich noch nie dagewesene Resultate erzielen ließen; denn bei der Anwendung dieser Methode würde die Natur selbst die Rolle des Arztes übernehmen.

Als er in Wales ankam, erlebte er beim Auspacken der Koffer die erste Enttäuschung. Er stellte fest, daß ein Koffer, in dem er Mörser und Stößel vermutet hatte, die er zur Zubereitung seiner pflanzlichen Heilmittel hatte verwenden wollen, bis obenhin mit Schuhen angefüllt war.

Schon bald allerdings sollte sich dieser Fehler als Segen erweisen. Denn kurze Zeit später entdeckte er eine neue Methode der Heilmittelzubereitung, die weder die Verwendung eines Mörsers noch eines Stößels erforderte. Aber dafür brauchte er die Schuhe um so dringender. Es zeigte sich, daß sie der wertvollste Teil seiner Ausrüstung waren. Denn im Laufe der folgenden Jahre legte er Hunderte von Meilen zu Fuß zurück; er durchwanderte Wales in allen Richtungen, durchstreifte die südlichen und östlichen Grafschaften Englands, erkundete Flußläufe und Meeresstrände, beoachtete die Menschen und die Erscheinungen der Natur. Und während sich so sein Wissen um Mensch und Natur immer mehr vertiefte, formte sich in ihm allmählich das neue System seiner pflanzlichen Heilkunst.

Edward Bach hatte die Heilkunst niemals als einen Brotberuf aufgefaßt, sondern immer als eine göttliche Kunst betrachtet. Und er gewann immer mehr die Überzeugung, daß jene, die das Privileg genossen, wahre Heilkunst auszuüben, ihre Dienste frei von materiellen Erwägungen anbieten sollten. Er betrachtete die Gesundheit seiner Mitmenschen nicht als Geldeinnahmequelle, sondern als etwas, auf das jedermann ein Recht habe. Deshalb verlangte er, nach seinem Abschied aus London, für seinen Rat und seine Hilfe keine Honorare mehr – egal ob seine Patienten arm oder reich waren.

So kam es, daß er während seiner folgenden, ganz der Forschung geweihten Jahre auch immer wieder Phasen der materiellen Not durchlitt.

Doch das machte ihm letztlich wenig aus, und er ließ sich dadurch nicht in seinem Tun behindern.

Seine Großherzigkeit ließ es nicht zu, andere Menschen in Not zu sehen, so daß er von dem wenigen, was er hatte, noch nahm, um andere daran teilhaben zu lassen, bis schließlich von ihm gesagt wurde: »Er gab mehr, als er besaß.«

Mitunter erhielt er von dankbaren Patienten und verständnisvollen Freunden Zuwendungen, die es ihm gestatteten, sich weiterhin ganz seiner großen Aufgabe zu widmen. Und jedesmal, wenn er eine neue Reise plante oder für irgendein Vorhaben Mittel benötigte, konnte er feststellen, daß seine Barschaft für den betreffenden Zweck mühelos ausreichte.

Dieser Umstand bestätigte ihn in der Überzeugung, daß er auf dem richtigen Weg sei und daß er nichts weiter tun müsse, als voll Vertrauen in den göttlichen Ursprung aller Dinge mit seiner Arbeit fortzufahren.

(Mai–Juli 1930) Die Entdeckung der Sonnen-Methode

Edward Bach ließ sich in einem kleinen walisischen Dorf nahe Bettws-y-coed nieder, um dort seine Theorie der Persönlichkeitstypen zu vervollkommnen und nach neuen Heilsubstanzen zu suchen.

Er hatte keine Ahnung, in welchen Pflanzen er solche heilkräftigen Substanzen finden könne. Nur eines wußte er: Die Pflanzen, die er zu entdecken hoffte, würden von hoher Ordnung sein und ausschließlich wohltuende Wirkstoffe enthalten, denn er war davon überzeugt, daß giftige Pflanzen und Substanzen grundsätzlich nicht dazu geschaffen seien, die Krankheiten des menschlichen Körpers zu heilen.

Die richtigen Heilmittel würden keinerlei schwere Reaktionen hervorrufen, dessen war er sich sicher; noch würde es in irgendeiner Weise unangenehm sein, sie einzunehmen. Ganz im Gegenteil: Sie würden sanft und verläßlich wirken und beides, Körper und Geist, heilen. Er fühlte außerdem, daß es noch eine für die Herstellung dieser Arzneien geeignete Methode zu entwickeln gelte, ein Verfahren, das sich von den bereits bestehenden Techniken durch seine Einfachheit unterscheide.

Der Frühling kam in diesem Jahr recht spät. So blühten die Frühlings- und die Sommerblumen praktisch zur gleichen Zeit, und die Wälder, Wiesen, Hecken und Flußufer waren von einem einzigen Blumenteppich überzogen.

Bach verbrachte den ganzen Tag damit, die Vielfalt der Pflanzen zu studieren. Er machte sich Aufzeichnungen über ihren genauen Standort, die Qualität des Bodens, in dem sie wuchsen, ihre Farbe und Gestalt, die Zahl ihrer Blütenblätter und notierte, ob sie aus Knollen, Wurzeln oder Samen hervorgewachsen waren, wobei er oft stundenlang bei einer einzigen Pflanze zubrachte. Er watete durch Sümpfe und Marschland, erstieg Berggipfel und wanderte Meile um Meile auf Feldwegen dahin, durchstreifte Äcker und Wiesen – immer auf der Suche und bestrebt, so viel wie irgend möglich über die Vorlieben und Eigenheiten jeder einzelnen Blume, jedes Baumes und Strauches in Erfahrung zu bringen.

Obwohl er davon überzeugt war, daß die Heilpflanzen, nach denen er suchte, unter den einfachen Wildblumen in Wald und Feld zu finden seien, war ihm klar, daß die primitiven Gattungen von vornherein ausschieden, beispielsweise der Teufelszwirn, der Kaktus oder die Meerespflanzen – außerdem die giftigen Gewächse wie das Bilsenkraut, die Tollkirsche, der Eisenhut und schließlich die große Gruppe von Pflanzen, die der menschlichen Ernährung dienen.

Die wahrhaft heilkräftigen Pflanzen – dessen war er gewiß – seien von anderem Rang und von geringer Zahl. Ihm war bewußt, daß viele Pflanzen medizinisch wirksame Eigenschaften besitzen, welche die Leiden des menschlichen Körpers lindern oder erträglicher machen, und einige davon bereits medizinisch genutzt wurden. Aber die echten *Heilpflanzen* würden noch weitaus stärkere und umfassendere Kräfte enthalten.

Ihre Wirkung würde nicht Linderung, sondern *Heilung* bedeuten, das heißt die Wiederherstellung von körperlicher und geistiger Gesundheit.

Während er seine Suche tagein tagaus fortsetzte, gelangte Bach zu der Schlußfolgerung, daß die Pflanzen mit solchen Eigenschaften erst später im Jahr zu finden seien. Diese Pflanzen würden vermutlich während der längsten Tage des Jahres blühen, zu einer Zeit also, da die Sonnenstrahlen ihre größte Kraft und Stärke entfalten. Um jedoch ihre volle Heilkraft zu gewinnen, würde es genügen, so meinte er, wenn er zur Herstellung der Arznei ausschließlich die Blüten verwende; denn in der Blüte – in der bereits der potentielle Same enthalten sei – müsse auch die Lebenskraft der Pflanze konzentriert sein.

Weiter sei es wichtig, nur die vollkommensten Pflanzen der jeweiligen Gattung auszuwählen – die am schönsten gewachsenen und farbenprächtigsten. Und da die Natur den Menschen freigiebig mit ihren Gaben überschüttet, hegte er nicht den geringsten Zweifel daran, daß die betreffenden Pflanzen im Überfluß vorhanden sein würden.

Als er im Mai einmal am Morgen durch ein Feld ging, das noch schwer vom Tau war, schoß ihm plötzlich der Gedanke in den Kopf, daß jeder Tautropfen einige der Eigenschaften der Pflanze, auf der er ruhte, enthalten müsse; denn die Hitze der Sonne wirke gleichsam durch die Flüssigkeit hindurch und entziehe so der betreffenden Pflanze ihre Wirkkräfte, so lange, bis auf ihr liegende Tautropfen vollkommen mit der Kraft der Pflanze aufgeladen seien.

Und dann begriff er: Wenn es möglich wäre, die Heilkräfte der Pflanzen, nach denen er immer noch suchte, auf diese Weise einzufangen, dann müßte die entsprechende Arznei notwendigerweise die vollkommene und ungetrübte Heilenergie der betreffenden Pflanzen enthalten. Das so gewonnene Präparat würde in einer solchen Weise heilen, wie es noch keine andere bis dahin entwickelte Arznei vermocht hatte.

Das Verfahren, den Pflanzen ihre Heilkraft zu entziehen, würde so ganz einfach sein – genauso einfach wie das Einsammeln des Honigs – des vollkommensten aller Nahrungsmittel – durch die Bienen.

Er entschloß sich, seine Theorie zu überprüfen und den auf bestimmten Blumen abgelagerten Tau einzusammeln, bevor die Sonne die Feuchtigkeit verdunstet habe, und dann die so gewonnene Flüssigkeit an sich selbst auszuprobieren. Er begann nun damit, von verschiedenen blütentragenden Pflanzen den Tau durch vorsichtiges Schütteln in kleine Fläschchen abzufüllen; einige dieser Flakons füllte er mit dem Tau von Blumen, die im vollen Sonnenlicht standen, andere mit den Tautropfen von solchen Blumen, die im Schatten standen.

Während seiner letzten Londoner Jahre und insbesondere während der wenigen Wochen, die er nun in Wales verbracht hatte, war Bach bewußt geworden, daß die Verfeinerung und Empfänglichkeit seiner Sinne zunahm und sich zu größerer Reife entwickelte. Er stellte fest, daß er Dinge spüren, sehen und hören konnte, die ihm bis dahin nicht bewußt gewesen waren.

Sein hochentwickelter Tastsinn befähigte ihn, die Vibrationen und die Kraft zu spüren, die von jeder Pflanze abgestrahlt wurden, die er zu testen wünschte. Und sein Körper reagierte auf diese Schwingungen so empfindlich, daß Bach auf die Wirkungen der betreffenden Pflanze augenblicklich reagierte.

Er brauchte nur ein Blütenblatt oder eine Blüte selbst in die Hand zu nehmen oder sie auf seine Zunge zu legen, und schon verspürte er in seinem Körper die spezifischen Reaktionen auf die Wirkkraft der jeweiligen Pflanze. Manche übten auf seinen Geist und Körper einen stärkenden und belebenden Einfluß aus; andere verursachten ihm Schmerzen und Brechreiz, Fieber, Ausschläge und ähnliches mehr.

Er sagte, daß er früher in seinem Labor mit Hilfe der Instrumente die gleiche Arbeit geleistet habe wie heute mit den Sinneskräften seines Körpers. Jedoch sei er besser ausgestattet als jedes Laboratorium; denn keine wissenschaftliche Apparatur arbeite so gut und bringe so zuverlässige Resultate wie die Instrumente, die der Schöpfer dem Menschen schon in seinem Körper mitgegeben habe – nämlich die Sinne und seine Intuition.

Unter Anwendung dieser »natürlichen« Hilfsmittel gelang es ihm, den Tau zu testen, den er von den Blumen abgeschüttelt und in seine Fläschchen gefüllt hatte.

Keine dieser ersten Pflanzen enthielt die Heilqualitäten, nach denen Bach suchte. Aber er fand heraus, daß der Tau einer jeden Pflanze mit einer bestimmten Kraft eigener Art geladen war.

Die wichtigste Erkenntnis, die er aus diesem Selbstversuch gewann, war das Wissen, daß die Sonnenwärme für die Anreicherung der Tautropfen mit den Kräften der betreffenden Pflanzen unerläßlich sei; denn der Tau von den Pflanzen, die im Schatten wuchsen, war weniger wirkkräftig als die Tautropfen, die er von sonnenbeschienenen Blumen eingefangen hatte.

Bachs bis zum äußersten sensibilisierte Gemütsverfassung war eine notwendige Bedingung für den Erfolg seiner gegenwärtigen Forschungsarbeit, aber mitunter setzte sie ihn auch erheblichen körperlichen und geistigen Strapazen aus. Unerwartete Lärmbelästigung, Menschenmengen oder schlecht belüftete Örtlichkeiten erschöpften seine Kräfte total und führten nicht selten sogar zu ohnmachtsartigen Anfällen. In solchen Situationen wurde sein Gesicht aschfahl, seine Hände und Beine fingen zu zittern an, und manchmal dauerte es Stunden, bevor er seine feingestimmten Sinne den langsameren und gröberen Schwingungen anzupassen vermochte, die ihn umgaben.

Diese Reaktion läßt sich möglicherweise leichter verstehen, wenn man sich einen hochqualifizierten Musiker vorstellt, der unversehens mit einem ganzen Schwall von Mißklängen konfrontiert und von dieser Kakophonie geradezu körperlich geschüttelt wird.

Nur sein großer Mut, seine außerordentliche Zielstrebigkeit, seine überdurchschnittliche Erholungsfähigkeit und sein nie versiegender Humor ließen ihn solche Phasen äußerster Anspannung heil überstehen.

Nachdem er im Selbstversuch den Nachweis erbracht hatte, daß der von der Sonne erhitzte Tau mit den Eigenschaften der Pflanze, auf der er »sitzt«, aufgeladen ist, machte er sich daran, sein neues Verfahren der Heilmittelzubereitung zu vervollkommnen.

Es war ihm allerdings sofort klar, daß es zu arbeitsaufwendig und zeitraubend sein würde, den auf den einzelnen Blumen liegenden Tau einzusammeln. Deshalb entschied er, die Blüten von ausgewählten Pflanzen zu pflücken, sie in einen mit klarem Wasser aus dem Bach gefüllten Glasbehälter zu legen und dann für einige Stunden auf dem Feld im vollen Sonnenlicht stehenzulassen.

Schon bald konnte er zu seiner außerordentlichen Befriedigung feststellen, daß das mit der Kraft der Pflanzen aufgeladene oder imprägnierte Wasser äußerst wirkungsvoll war.

So hatte er nun endlich das neue Verfahren der Arzneimittelbereitung entdeckt, von dem er bereits 1928 in einem Vortrag (»The Rediscovery of Psora«) vor der Britischen Gesellschaft für Homöopathie gesprochen hatte. Damals hatte er erklärt: »Vielleicht werden wir irgendwann in der Zukunft einmal ein neues ›Potenzierungsverfahren‹ entdecken.«

Die ersten neunzehn der von ihm in der Folge entdeckten pflanzlichen Heilmittel wurden alle nach dieser Methode aufbereitet.

Bach war zutiefst beglückt über seine Entdeckung; denn seine Methode blieb ohne zerstörerische Folgen für die verwendeten Pflanzen. Der ganze Herstellungsprozeß wurde in freier Natur durchgeführt, also in der gewohnten Umgebung der betreffenden Pflanzen. Die wenigen Blüten, deren es bedurfte, waren zum Zeitpunkt ihrer Verwendung noch frisch und in voller Blühkraft und verloren während der kurzen Zeitspanne, die Bach für ihre Überführung in die Wasserschale benötigte, nichts von ihrer Wirkkraft.

Das war das *einfache* Verfahren, das Bach sich immer gewünscht hatte, eine Methode, die sich die einfachen, jedoch machtvollen Elemente Feuer, Erde, Luft und Wasser zunutze machte, um durch das Zusammenwirken dieser vier Elemente eine Arznei von großer Heilkraft herzustellen.

»Die Erde ist der Boden, der die Pflanze trägt und sie erhält; die Luft ist es, die sie nährt; die Sonne oder das Feuer befähigt sie, ihre Kraft zu übertragen, und das Wasser schließlich nimmt ihre wohltätigen Heilkräfte auf und speichert sie.« Diese Ausführungen sind einem Aufsatz entnommen, den Bach (unter dem Titel »Some Fundamental Considerations of Disease and Cure«) Ende 1930 in *The Homœopathic World* veröffentlichte.

Diese praktische und einfache Methode der Heilmittelzubereitung überzeugte Bach einmal mehr davon, daß nicht der Intellekt des Menschen, sondern seine Fähigkeit, die einfachen, natürlichen

Wahrheiten des Lebens unmittelbar wahrzunehmen, die wirkliche Quelle aller Wahrheitserkenntnis sei.

In dem vorstehend zitierten Aufsatz schrieb er: »Laßt euch nicht durch die Einfachheit dieser Methode von ihrer Anwendung abhalten; denn je weiter wir in unseren Forschungen voranschreiten, um so deutlicher werden wir das Prinzip der Einfachheit in der gesamten Schöpfung erkennen.«

(Juni–Juli 1930) Die Entstehung des Werkes *Heile dich selbst*

Kurz nachdem er seine ersten Versuche mit den Tautropfen verschiedener Pflanzen abgeschlossen hatte, durchwanderte Edward Bach wiederum die walisische Landschaft, um die Flora der Küstenregion zu studieren. So gelangte er schließlich nach Abersoch, einem kleinen, unweit von Pwllheli gelegenen Fischerdorf, und blieb dort bis Ende Juli.

Während seines Aufenthaltes in Abersoch vervollkommnete er seine Sonnenmethode zur Gewinnung der Heilkräfte wilder Pflanzen. Hier verfaßte er aber auch das Manuskript seines Buches *Heile dich selbst*, ein kleines Werk, das zur Einführung in sein neues Heilverfahren dienen sollte.

Er schrieb täglich an diesem Manuskript, wenn er sich nach einem Streifzug durch die Wiesen niedersetzte oder sich nach einem Bad im Meer am Strand sonnte.

Durch die ganze Schrift zieht sich wie ein roter Faden eine Botschaft der Hoffnung an alle kranken Menschen; denn Edward Bach wußte, daß durch die Entdeckung der neuen Heilmittel vielen bisher als unheilbar krank geltenden Menschen Heilung und Hilfe gebracht werden würde.

In diesem Werk machte er deutlich, daß körperliche Erkrankungen nicht in erster Linie auf organische Ursachen zurückzuführen sind, sondern auf eine Störung des seelischen Befindens durch Stimmungen und Gemütshaltungen, die nicht im Einklang mit der normalen Gemütsverfassung sind. Bach zeigt, wie solche seelischen Störungen, sofern sie nicht unterbunden werden, auch die Funktion der Organe und Gewebe des Körpers aus dem Gleichgewicht bringen und somit Krankheiten zur Folge haben; denn »es ist der Geist, der sich den Körper baut«.

Folglich führen seelische Störungen, wie etwa fortgesetzte Sorgen, Ängste oder Depressionen, nicht nur zum Verlust des inneren Friedens und der heiteren Ausgeglichenheit, sondern sie teilen sich über das Nervensystem auch unserem physischen Körper mit und verursachen dort eine Störung der Organtätigkeit und einen Vitalitäts- und Spannungsverlust in den Geweben.

Sobald wir jedoch unseren seelischen Frieden und unser inneres Wohlbefinden zurückgewonnen haben – führt Edward Bach weiter aus –, unterliegt unser Körper auch wieder der vollkommenen und weisen Oberaufsicht durch unseren Geist. Und diese geistige Ausgeglichenheit bewirkt automatisch eine Reinigung unseres Körpers von der Krankheit oder den Beschwerden, unter denen wir bis dahin zu leiden hatten.

Diese seelischen Störungen sind deshalb die für die Behandlung einer Krankheit entscheidenden Indikationen; und die Funktion der Heilmittel neuer Art sei es – so Edward Bach –, dem Patienten dabei zu helfen, jenen seelischen Negativzustand selbst zu überwinden, der seine Krankheit verursacht hat.

In der Veröffentlichung »Some Fundamentals of Disease and Cure«* schrieb er: die pflanzlichen Heilmittel hätten »die Kraft, die Schwingungsfrequenz in unserem Körper zu erhöhen und uns so mit der spirituellen Energie in Kontakt zu bringen, die unseren Körper und Geist reinigt und uns Heilung bringt«.

In dem Buch *Heile dich selbst* unterstreicht Bach die Bedeutung der Zufriedenheit und des Glücks für den Lebensverlauf; denn seelisches Wohlbefinden zieht nicht nur Gesundheit nach sich, sondern ist auch ein Hinweis darauf, daß der Mensch auf dieser Erde ein ausgefülltes und von fremden Einflüssen freies Leben führt; und schon dadurch, daß ein Mensch dieses Ideal verkörpert, leistet er seinen Mitmenschen den größten nur denkbaren Dienst.

Aus eigener Erfahrung und aufgrund der genauen Beobachtung anderer wußte Bach, daß der Mensch – allerdings meistens, ohne sich dessen bewußt zu sein – mit allen Kenntnissen und aller Weisheit ausgestattet ist, die er braucht, um ein erfülltes und freudenvolles Leben zu führen – und daß uns diese Weisheit durch unsere Intuition und die Instinkte zuteil wird.

Instinkte und Intuition vermitteln das Zwiegespräch des irdischen Menschen mit seinem höheren Selbst, und da sie göttlichen Ursprungs sind, gebührt ihnen Gehorsam und Vertrauen.

Diesen intuitiven Impulsen ohne Zögern zu folgen ist das Geheimnis von Gesundheit und Zufriedenheit.

Läßt der einzelne es jedoch zu, daß die Einmischung oder die Ratschläge anderer Menschen ihn davon abhalten, seiner inneren Überzeugung zu folgen, so gerät er zwischen die Fronten wider-

---

* Erschienen in *The Homœopathic World* (1930).

streitender Gemütsempfindungen – wie Angst, Unentschiedenheit, Haß u. a. –, die seine Zufriedenheit vergiften und seine Gesundheit angreifen.

Wenn wir »den Befehlen unserer Seele, unseres höheren Selbst, gehorchen, von denen wir durch Instinkt und Intuition Kunde erhalten«*, so werden wir ein glückliches und erfülltes Leben führen. Dieses Glück ist nicht nur ein Geburtsrecht des Menschen, sondern es bringt alle jene Eigenschaften mit sich, die zu erwerben er während seines gesamten Erdenlebens bestrebt ist: Sanftheit des Betragens, Stärke, Mut, Standfestigkeit, Weisheit, Frieden und Liebe.

Unzufriedenheit hingegen und mangelnde Lebensfreude sind die Ursache der entgegengesetzten Charakterqualitäten. Sie erzeugen Gier, Grausamkeit, Egoismus, Wankelmütigkeit, Unwissenheit, Stolz und Haß – und ebendiese Persönlichkeitsmerkmale sind der Boden, aus dem Krankheiten erwachsen.

Jeder Mann, jede Frau und jedes Kind hat Intuition, wenngleich nicht jeder sich etwas darunter vorstellen kann. Bach bezeichnet sie als eine spontane Erfahrung, als das Vermögen des einzelnen, unbeeinflußt von anderen Menschen, ganz er selbst zu sein. Einem Freund schrieb er einmal: »Was wir Intuition nennen, ist nichts mehr und nichts weniger als die Fähigkeit, natürlich zu sein und den eigenen Bedürfnissen uneingeschränkt Folge zu leisten« – so wie ein glückliches und gesundes Kind weder das Glück anderer stört noch diesen gestattet, sein eigenes Glück zu stören, sondern sich ausschließlich auf sich selbst verläßt.

Bach selbst ließ sich vollkommen von seiner Intuition leiten nicht nur bei seiner Arbeit, sondern gleichermaßen in seinem Privatleben. Er blieb – völlig unbeeinflußt von den jeweiligen Umständen und von anderen Menschen – in allen Lebenslagen ganz er selbst und verhielt sich stets natürlich und spontan.

Im letzten Absatz von *Heile dich selbst* weist er noch einmal darauf hin, daß wir ganz allein den Zustand der Zufriedenheit und der Lebensfreude erlangen, wenn wir uns nur auf die Weisheit unseres göttlichen Selbst verlassen. Es heißt dort: »Und daher tretet heraus, meine Brüder und Schwestern, in das Licht des Wissens um euren göttlichen Ursprung und arbeitet ernsthaft und unermüdlich an der großen Aufgabe, glücklich zu sein und euer Glück auszustrahlen ...«

---

* Heile dich selbst, Kapitel II

Als er das Manuskript fertiggestellt hatte, nahm er es mit nach London und sandte es an verschiedene Verlagshäuser. Doch kein Verleger war bereit, die Verantwortung für die Veröffentlichung des Werkes zu übernehmen; denn alle glaubten, daß Edward Bachs Thesen für das zeitgenössische Publikum zu revolutionär seien.

Bachs finanzielle Mittel waren inzwischen zur Neige gegangen, deshalb konnte er das Manuskript nicht auf eigene Kosten drucken lassen. Über diese Tatsache war er sehr niedergeschlagen, denn er war durchdrungen von dem Wunsch, seine Gedanken weiten Kreisen zugänglich zu machen, damit sie möglichst vielen Menschen zum Nutzen gereichen könnten.

Eine vergleichbare Geldknappheit – von diesem Zeitpunkt an bis zum Ende seines Lebens hatte er nie mehr als nur das absolut Lebensnotwendige – hätte wohl jeden entmutigt, dessen Motivation weniger stark gewesen wäre. Aber keine Schwierigkeit und keine Enttäuschung konnten Edward Bach in der Entscheidung wankend machen, seine Forschungen so lange fortzusetzen, bis er ein noch vollkommeneres und einfacheres Heilverfahren entwickelt haben würde.

Bereits nach einigen Tagen hielt er es in London nicht mehr aus. Er befand sich noch immer in jenem Zustand äußerster Sensibilisierung, in dem ihn jeglicher Lärm und Menschenansammlungen völlig erschöpften und geradezu krank machten. Deshalb beschloß er, sein Buchmanuskript für eine Weile beiseite zu legen und wieder in den Frieden und die Ruhe des Landes zurückzukehren. Er hoffte dort gewisse neue Heilmittel zu finden und sie nach der Sonnenmethode aufzubereiten.

Die Grundsätze der neuen Therapie

Von London reiste Bach direkt in das kleine Küstenstädtchen Cromer in Norfolk. Er blieb dort von August 1930 bis zum Frühjahr des folgenden Jahres, und während dieser Zeit entdeckte und präparierte er die meisten der zwölf pflanzlichen Heilmittel, die er »die zwölf Heiler« nannte.

Im Laufe der Monate gewann er die kleine Stadt und ihre Menschen immer lieber, und obwohl er auf der Suche nach neuen Pflanzen zahlreiche englische und walisische Grafschaften durchstreifte, kehrte er während der folgenden vier Jahre alljährlich für einige Monate nach Cromer zurück.

Die Grundsätze seines neuen Heilverfahrens hatten nun in seinem Geist klare Konturen gewonnen, und er wußte, daß es seine vordringlichste Arbeit sei, die für sämtliche Menschentypen charakteristischen Stimmungsbilder oder Seelenzustände zu klassifizieren und die Heilpflanzen zu finden, die mit diesen verschiedenen Seelenzuständen in Wechselwirkung stehen.

»Jegliche Krankheit ist gleichsam die Verfestigung einer geistigen Einstellung. Deshalb braucht man nur den vorherrschenden Seelenzustand eines Patienten zu behandeln, und die Krankheit wird verschwinden«, schrieb Bach zu jener Zeit an einen Kollegen.

Während jener Sommermonate in Cromer boten sich ihm zahllose Gelegenheiten, die menschliche Natur zu studieren, denn das Städtchen war voller Sommerfrischler, die sich ein paar Tage oder Wochen lang von ihrer Arbeit und von den kleinen Sorgen ihres Alltags erholen wollten. Während die einheimischen Stadtbewohner vollauf damit beschäftigt waren, sich um die Gäste zu kümmern und für deren Wohlbefinden zu sorgen, widmeten sich die Fischer ihren eigenen Angelegenheiten.

Bach war dankbar dafür, daß er nun die Gelegenheit hatte, gesunde und »normale« Menschen zu beobachten, denn so konnte er einen noch tieferen Einblick und mehr Verständnis für die Schwächen des menschlichen Charakters gewinnen als während all der Jahre, die er – umgeben von Kranken – in Krankenhäusern zugebracht hatte.

Alle Menschentypen, Gesellschaftsschichten und Berufsgruppen waren in Cromer anwesend – Landleute und Stadtmenschen,

Fischer, Arbeiter, Vagabunden, Alte und Junge, Arm und Reich. Und Bach verbrachte einen Großteil seiner Zeit damit, sich am Strand und in dem kleinen Städtchen unter die Leute zu mischen, sie genau zu beobachten und sein Augenmerk insbesondere auf ihre Stimmungen zu richten und darauf, wie sie auf die verschiedensten kleinen Begebenheiten des Tages reagierten. Was er auf diese Weise in Erfahrung brachte, bestätigte die Erkenntnisse, die er schon gewonnen hatte.

Jedes Individuum gehörte einer festumrissenen Gruppe an, einem ganz bestimmten Typ, und stimmte in wesentlichen Persönlichkeits- und Charaktermerkmalen sowie hinsichtlich des Temperamentes mit allen übrigen Angehörigen der entsprechenden Gruppe überein.

Die Mitglieder der verschiedenen Gruppen waren nach ihrem Verhalten, der seelischen Verfassung und Geisteshaltung klar zu unterscheiden. So zeigte etwa der nervöse Typ vor dem ersten Bad im Meer Symptome von Ängstlichkeit. Die Zaudernden und Unentschlossenen brauchten eine gewisse Zeit, bevor sie sich schließlich dem kühlen Naß anvertrauten. Die Ungeduldigen gingen oder liefen unverzüglich ins Wasser. Die Überbesorgten prüften zunächst die Wassertemperatur und so fort. Das Verhalten jedes einzelnen entsprach seiner Zugehörigkeit zu einem bestimmten Typ.

Bach erkannte, daß die Menschen diese typischen Verhaltensmuster auch in Zeiten der Krankheit beibehalten. Entsprechend verhält sich der einzelne – so schlußfolgerte er – auch während einer Grippeepidemie in der Weise, die sein Temperament ihm vorschreibt; er reagiert entweder furchtsam, unentschlossen, ungeduldig, besorgt, obwohl die Krankheit doch in jedem Fall die gleiche ist.

Die Art einer Erkrankung oder eines Leidens spielt deswegen nur eine relativ untergeordnete Rolle. Der für die Behandlung ausschlaggebende Faktor kann daher nur der vorherrschende Seelenzustand des Kranken sein; denn die Gesundheit unseres Körpers ist ganz und gar von unserem seelischen Befinden abhängig.

Die Behandlung einer Krankheit erfordert deshalb ganz unabhängig von den körperlichen Symptomen je nach Temperament und seelischem Befinden des Kranken völlig verschiedene Heilmittel.

Die meisten dieser Erkenntnisse hatte Bach bereits vor Jahren als Student während seiner Klinikpraktika gewonnen. Später als Bakteriologe und Homöopath hatte er diese Hypothesen in der Praxis bestätigt gefunden, und zwar, als er seine Patienten mit autogenen Vakzinen und den Nosoden behandelt hatte.

Bereits damals konnte er beobachten, daß alle Patienten eines bestimmten Typus mehr oder weniger ähnlich reagierten, und zwar ganz unabhängig von der Krankheit, unter der sie jeweils litten. Einige dieser Patienten hatten vielleicht Asthma, andere Verdauungsschwierigkeiten oder Rheumatismus, aber allen diesen Krankheitsbildern lag eine Ursache zugrunde, die in einem engen Zusammenhang mit dem Temperament des betreffenden Patienten stand.

Damals hatte er geglaubt, daß die Ursache dafür eine Vergiftung der Darmflora sei und daß man nur diese Vergiftung ausschalten müsse, um alle Beschwerden des Patienten zum Verschwinden zu bringen – daß also jegliche lokale Therapie überflüssig sei.

Aber seine jüngsten Forschungsergebnisse hatten ihn in der Überzeugung bestärkt, die Grundursachen der verschiedenen Krankheiten seien in den negativen Stimmungen und seelischen Befindlichkeiten der verschiedenen Menschentypen zu suchen. Die Heilmittel, nach denen er suchte, mußten also solche negativen Seelenzustände positiv beeinflussen und so die Heilung bewirken.

Ein sorgenvoller Gedanke, der in unserem Bewußtsein auftaucht, verleiht unserem Gesicht einen kummervollen Ausdruck, und entsprechend größer werden die Auswirkungen sein, die eine andauernde seelische Belastung auf unseren Körper ausübt. In beiden Fällen jedoch werden die negativen körperlichen Auswirkungen aufhören, sobald der sorgenvolle Gedanke aus unserem Geist verschwunden und unser seelischer Friede und unsere innere Ausgeglichenheit wieder hergestellt sind.

Unsere körperlichen Krankheiten sind nichts weiter als Symptome; sie geben daher kaum eine Auskunft über die Art der Behandlung, die der Patient zu seiner wahren Heilung braucht. Ihre tiefere Ursache liegt in einer Art Fehlorganisation gewisser Funktionsabläufe im Gehirn, die durch Negativ-Stimmungen wie Besorgtheit, Furcht, Schock und Angespanntheit ausgelöst wird.

Echte Heilung wird nur durch Ausschaltung der Krankheitsursachen bewirkt.

Die Würdigung des Umstandes, daß Stimmungen und negative Seelenzustände die eigentliche Ursache organischer Störungen sind, kann auch erheblich dazu beitragen, die unter Kranken wie

Gesunden gleichermaßen verbreitete Angst vor Krankheiten und vor den furchterregenden Krankheitsbezeichnungen abzubauen. Sofern ein kranker Mensch sich entschließt, mit dem Arzt vertrauensvoll zusammenzuarbeiten und den echten Wunsch verspürt, gesund zu werden, gibt es kein chronisches Leiden, das nicht heilbar wäre.

Denn die Angst vor Krankheit ist die Hauptursache all unserer körperlichen Leiden und der größte Hinderungsfaktor im Genesungsprozeß.

Auf der Grundlage dieser Erkenntnisse gelangte Edward Bach zu der Schlußfolgerung, daß die Heilmittel, deren Entwicklung ihm vorschwebte, geeignet sein müßten, die Gesamtpersönlichkeit des Patienten derartig neu zu beleben, daß der Kranke seine Ängste und Sorgen einfach abschütteln könnte und zugleich damit die körperlichen Krankheitserscheinungen.

Die von der Schulmedizin verordneten Medikamente erleichtern zwar die körperlichen Symptome einer Krankheit, schalten aber nicht deren eigentliche Ursache – den negativen Seelenzustand – aus. Und so bleibt der Patient mit seinen seelischen Problemen allein. Denn für die meisten Menschen ist es sehr schwer, sich aus diesen Schwierigkeiten selbst herauszuhelfen, und manch einer ist ihnen völlig hilflos ausgeliefert. Dies erklärt auch, warum so viele Menschen während langer Phasen ihres Lebens unter Krankheiten leiden.

Beim Auftreten akuter Erkrankungen, die durch kurzzeitiges Aufwallen rasch vorübergehender negativer Seelenzustände bedingt sind, klingt auch die desorganisierende Wirkung, die sie auf unseren Körper ausüben, schnell wieder ab. Gelingt es aber nicht, derartige Seelenzustände bald wieder in Harmonie zu bringen, so daß der Zustand der Desorganisation längere Zeit anhält und die Organe und Gewebe unseres Körpers dauerhaft beeinflußt, so sind jene dauerhaften Nachwirkungen zu befürchten, die zu »chronischen Erkrankungen« führen.

Aber selbst die sogenannten chronischen oder unheilbaren Krankheiten kommen in Bewegung, sobald unser Geist und die entsprechenden Gehirnfunktionen wieder ihre normale und weise Kontrolle über den Körper zurückgewinnen.

Natürlich kann es bisweilen geschehen, daß ein Organismus, der bereits lange Zeit unter einer Krankheit leidet, nicht so rasch auf die entsprechenden Maßnahmen anspricht wie der Geist und das Bewußtsein des betreffenden Menschen, wenn man aber die notwendige Ausdauer aufbringt, wird er unweigerlich eines Tages doch reagieren. Entscheidend für den Erfolg einer Therapie ist jedoch immer der Wunsch des Patienten, gesund zu werden.

Das erste und wichtigste Anzeichen der bevorstehenden Genesung ist da, wenn der Kranke feststellt: »Ich fühle mich innerlich sehr viel besser« oder: »Ich bin allmählich wieder ich selbst.« Die zurückgewonnene heitere Ausgeglichenheit des Geistes zeigt nämlich an, daß die aktive Krankheit infolge der Ausschaltung ihrer Ursache, nämlich der seelischen Störung, ihren Nährboden verloren hat. Im Laufe einer längeren Behandlung verbessert sich nun allmählich das Allgemeinbefinden, und schließlich verschwindet die Krankheit ganz.

Edward Bach ließ die von der Schulmedizin seiner Zeit vertretenen Ansichten weit hinter sich, und er wollte in Zukunft noch weiter gehen, so weit, bis er schließlich alle zuvor von ihm entwickelten Methoden durch noch modernere und einfachere Verfahren ersetzt hatte.

Bis zu diesem Zeitpunkt war er also zu folgendem Erkenntnisstand gelangt: Die Gesundheit unseres Körpers wird durch unser seelisches Befinden gesteuert, und die wechselnden Stimmungen und Gefühle des Patienten sind die Indikationen, nach denen sich die Auswahl der notwendigen Arzneien zu richten hat – und zwar ganz unabhängig von den organischen Beschwerden.

Da keine zwei Menschentypen hinsichtlich ihrer seelischen Reaktionen gänzlich übereinstimmen, wird auch jeder Menschentyp von ein und derselben Krankheit in unterschiedlicher Weise angegriffen und bedarf daher zu seiner Heilung individuell verschiedener Heilmittel.

Behandle die Persönlichkeit des Patienten und nicht seine Krankheit, so lautet das Grundprinzip dieses neuen Systems der Heilkunde.

Behandle die seelische Haltung oder die vorherrschenden Negativ-Stimmungen, und zugleich mit der Wiederherstellung des seelischen Gleichgewichtes wird auch die Krankheit – was immer sie darüber hinaus auch sein mag – verschwinden.

Unsere Stimmungen ändern sich oft täglich, bisweilen sogar stündlich; deshalb müssen die notwendigen Heilmittel, insbesondere bei akuten Erkrankungen, je nach vorherrschender Stimmung ständig gewechselt werden. Der Arzt sollte daher den Patienten während jeder Konsultation so betrachten, als sei dieser ein ihm fremder Mensch, für den eine gültige Diagnose noch nicht gestellt ist und dem er daher jedesmal die seiner gegenwärtigen seelischen Verfassung entsprechenden Heilmittel verordnen muß.

Während eines Krankheitsverlaufes ist es also notwendig, gemäß den wechselnden seelischen Zuständen des Patienten, immer wieder andere Einzel- oder Kombinationsmittel zu verschreiben.

Auch ist es möglich, drohende Erkrankungen entweder ganz zu verhindern oder sie jedenfalls in ihrem Verlauf zu beeinflussen; denn die ersten Anzeichen einer sich im Organismus entwickelnden Krankheit lassen sich bereits im voraus am seelischen Befinden des betreffenden Menschen ablesen. In solchen Fällen ist es deshalb – so Edward Bach – ratsam, mit der Behandlung zu beginnen, sowie ein Mensch beispielweise darüber klagt, daß er sein »inneres Gleichgewicht verloren« habe. Sofern die Therapie rechtzeitig einsetzt, kommt die Krankheit nicht mehr zum Ausbruch.

Obwohl gewisse seelische Zustände bei bestimmten Persönlichkeitstypen häufiger auftreten als bei anderen, gibt es Zeiten, da auch die Angehörigen anderer Persönlichkeitsgruppen von Gefühlen beherrscht werden, die für sie eigentlich atypisch sind.

So ist beispielsweise Ängstlichkeit ein Gefühl, für das insbesondere sensible und innerlich zartbesaitete Menschen empfänglich sind, bisweilen empfinden aber auch die Entschlossenen und Willensstarken Gefühle der Furcht oder sogar des Entsetzens.

Bach richtete daher seine besondere Aufmerksamkeit auf solche Stimmungen, unter denen Menschen aller Typen und Altersstufen leiden können. Und so gelangte er zur Unterscheidung von zwölf signifikanten Seelenzuständen:

1. Furcht,
2. Entsetzen, Panik,
3. Geistige Qual oder seelischer Kummer,
4. Unentschlossenheit,
5. Gleichgültigkeit oder Gelangweiltheit,
6. Zweifel oder Mutlosigkeit,
7. Überbesorgtheit,
8. Schwäche,
9. Mangel an Selbstvertrauen,
10. Ungeduld,
11. Gefühlsüberschwang,
12. Stolz oder Unnahbarkeit.

1928 hatte Bach erstmals die goldfarbene moschusartige Blüte der Mimulus-Luteus-Pflanze präpariert. Diese Pflanze wächst in vielen Gegenden Englands an Fluß- und Bachufern. Mit dem so gewonnenen Heilmittel hatte er mit sehr gutem Erfolg eine ganze Reihe von Patienten mit völlig verschiedenen Krankheitssymptomen behandelt. Alle jedoch stimmten in einem überein: Ihr vorherrschender seelischer Zustand war Angst.

In allen Fällen war die Grundursache – also die Angst – verschwunden und bald auch die körperlichen Beschwerden. So waren Gesundheit und Wohlbefinden der Patienten alsbald wieder hergestellt.

Eine genaue Beschreibung dieses sowie einiger anderer Heilmittel – darunter Clematis Vitalba und Impatiens Royaleii – erschien unter dem Titel »New Remedies and New Uses« im Februar 1930 in *The Homœopathic World*.

Bach hatte die Waldrebe (*Clematis*) insbesondere solchen Patienten verordnet, die durch ihre Gleichgültigkeit und Schläfrigkeit auffielen. Und dieser Versuch war sehr erfolgreich verlaufen. Diesmal hatte er die Heilsubstanz allerdings aus den Samen der Pflanze gewonnen, deshalb entschloß er sich, eine neue Tinktur nur aus den Blüten herzustellen, um so die vollentwickelten Heilkräfte der Clematis zu gewinnen.

Das von ihm entwickelte Präparat Impatiens hatte er ausschließlich aus den blassen malvenfarbenen Blüten gewonnen. Dieses Mittel hatte er solchen Patienten verschrieben, deren auffälligste Merkmale ihre Ungeduld und ihre Reizbarkeit waren. Auch in diesem Fall übertrafen die Ergebnisse des Versuches seine kühnsten Erwartungen.

So hatte er zu diesem Zeitpunkt bereits drei der benötigten Heilpflanzen gefunden und ihre Wirksamkeit nachgewiesen.

Er war sich darüber klar, daß es eine gewisse Variationsbreite sowie Überschneidungen der Seelenzustände gebe, die eine Verfeinerung der Zuordnungskriterien erforderlich machten. Aber er zweifelte nicht daran, daß die Heilmittel für die Behandlung der zwölf von ihm definierten Seelenzustände für die Mehrzahl der Kranken so lange von großem Nutzen sein würden, bis er in seiner Forschungsarbeit noch weitere Fortschritte erzielt hätte.

(August–September 1930) Die Entdeckung sieben weiterer Heilpflanzen

Die Resultate seiner Versuche mit den drei Pflanzen *Mimulus, Impatiens* und *Clematis* rechtfertigten völlig die von Bach vertretene Auffassung, daß die für die Krankenbehandlung entscheidenden Indikationen in den verschiedenen Seelenzuständen und nicht in den organischen Symptomen des Kranken zu suchen seien.

So waren nicht nur die Beschwerden der behandelten Patienten rasch verschwunden, sondern auch ihr Allgemeinbefinden hatte sich erheblich gebessert, und ihre Freude und ihr Interesse am Leben waren deutlich angestiegen.

Diese drei Pflanzenarzneien bildeten den Kern von Bachs neuer Heilmittelkunde, und es war ihm bereits zu diesem Zeitpunkt gelungen, ihnen in medizinischen Kreisen eine gewisse Aufmerksamkeit zu verschaffen. Erstmals öffentlich vorgestellt hatte er sie unter dem Titel »New Remedies and New Uses« im Februar 1930 in dem Periodikum *The Homœopathic World*.

Obwohl er im August jenes Jahres viel Zeit mit der Beobachtung der verschiedenen Menschentypen verbrachte, die das kleine Küstenstädtchen Cromer bevölkerten, griff er dennoch zwischendurch immer wieder zu seinem Wanderstab und durchstreifte auf der Suche nach weiteren Heilpflanzen die Felder und Wiesen der Umgebung des Erholungsortes.

Er erforschte das Land und dessen Flora im Umkreis von vielen Meilen – von den Marschen und Flußufern der Norfolk Broads bis hin zu den weiter nördlich an der Küste Blakeneys und Cleys gelegenen Salzsümpfen. Und während dieser Wanderungen entdeckte er die sieben Blumen, von denen er instinktiv wußte, daß sie die Heilsubstanzen enthielten, die er für seine neue Behandlungsmethode brauchte.

Von einer Ausnahme abgesehen, fand er alle diese Pflanzen nahe dem Städtchen Cromer irgendwo am Wegesrand oder in freiem Feld. Es handelte sich um ganz normale Wildblumen, wie sie in England überall auf dem Lande wachsen.

Einige von ihnen waren, soweit er feststellen konnte, noch niemals zu Heilzwecken verwendet worden; andere hatten in längst vergangenen Zeiten zwar der Heilung gedient, waren jedoch inzwischen in Vergessenheit geraten und somit außer Gebrauch gekommen. Wieder andere fanden zwar nach wie vor Verwendung, obwohl ihre eigentlichen Heilkräfte noch nicht erkannt worden waren.

Die zuletzt genannten Heilmittel wurden zumeist aus den Stengeln, Blättern und Wurzeln der betreffenden Pflanzen gewonnen. Das hieß jedoch, daß diese zunächst gesammelt, dann zu oftmals weit entfernten Fabriken transportiert werden mußten. Dort gingen sie schließlich durch viele Hände und wurden den verschiedensten Prozeduren unterzogen, bevor sie schließlich gebrauchsfertig waren. Im Verlauf dieser zahlreichen Prozeduren verloren die verwelkenden und schließlich vertrocknenden Pflanzen natürlich einen Großteil ihrer Wirkkraft.

Bachs Methode hingegen beruhte darauf, daß er nur die allervollkommensten Blüten von den betreffenden Pflanzen abpflückte und ihnen dann bereits an ihrem gewohnten Standort in freier Natur, wo die Mutterpflanze wuchs, die medizinischen Wirkkräfte entzog, so daß keine ihrer leben- und gesundheitspendenden Eigenschaften verlorenging.

Die erste Blume, deren medizinische Eigenschaften er testete, war die *Agrimonia Eupatoria* (Odermennig), mit ihren konisch zulaufenden, gelben Blütenähren ist sie so verbreitet, daß viele Menschen ihre Schönheit kaum bemerken. Sie wächst in Hülle und Fülle auf Feldern, Böschungen und Brachland und ist auf dem Land überall in England zu finden.

Ihre gelbleuchtenden Einzelblüten enthalten zahlreiche ebenfalls in diesem Farbton gehaltene Staubgefäße. Sobald ihre Blütenblätter zu verblassen und abzufallen beginnen und der Same herangereift ist, hängen an ihrem schmalen Stengel zahllose kleine glokkenförmige Samenbehälter. An der Außenhaut dieser Samenbehälter befinden sich kleine Widerhaken. Diese bleiben in den Kleidern Vorübergehender, aber auch im Fell von Tieren hängen und verteilen sich so im Umkreis ihrer Mutterpflanze.

Die Blüten dieser Pflanze sind – wie Bach entdeckte – ein Heilmittel gegen Kummer, gegen den ruhelosen, gequälten Seelenzustand, der sich so häufig hinter einer Maske gespielter Fröhlichkeit verbirgt.

Als nächstes stellte er Versuche mit dem leuchtendblauen *Chicorium Intybus*, der sogenannten Wegwarte an, die während der Reifezeit des Getreides in voller Blüte steht. Er stellte fest, daß diese Pflanze ein geeignetes Heilmittel gegen die Überbesorgtheit und gegen ein übertriebenes Interesse an den Angelegenheiten anderer Menschen ist. Die Wirkkraft dieser Pflanze schenkt all jenen Ruhe und heitere Ausgeglichenheit, die dazu neigen, sich aufgeregt und fahrig in fremde Angelegenheiten einzumischen.

Wieder einige Tage später stieß er auf einige Exemplare des klein blühenden *Vervain*-Krauts (Eisenkraut), das am Fuße einer alten Steinmauer neben einem Feldweg wuchs. Er stellte fest, daß diese Pflanze bei der Behandlung übertriebener Begeisterungs- und Verspannungszustände hilfreich ist.

Dieses kleine Gewächs, das maximal eine Höhe von etwa dreißig Zentimetern erreicht, ist so unauffällig, daß man es leicht übersieht. Die an ihrem schlanken, vielfach verästelten Stengel wachsenden Blüten sind lila bis mauvefarben und sehr klein.

Nachdem er diese drei Blumen – den Odermennig, die Wegwarte und das Eisenkraut – entdeckt hatte, »potenzierte« Bach sie nach der Sonnenmethode.

Zu diesem Zweck wählte er einen herrlichen Sommertag aus, an dem kein Wölkchen das Licht und die Wärme der Sonne trübte. Er nahm drei kleine Glasschalen, die er mit frischem Wasser füllte und dann in freiem Feld nahe den ausgewählten Pflanzenexemplaren aufstellte. Nun wählte er die vollkommensten Blüten der nahestehenden Chicorypflanzen aus, zupfte die Blüten vorsichtig ab und legte so viele von ihnen in eine der Glasschalen, bis die ganze Wasseroberfläche von Blüten bedeckt war.

Das Wasser der zweiten Schale bedeckte er nun mit den kleinen Blüten der Agrimonia, und in die dritte Wasserschale gab er die Blüten des Eisenkrauts (Verbena officinalis).

Dann ließ er die Schalen etwa vier Stunden lang an derselben Stelle in der Sonne stehen, bis die Spannkraft der Blütenblätter anfing nachzulassen, was ein Hinweis darauf war, daß sie ihre medizinischen Wirkkräfte bzw. Energien an das Wasser abgegeben hatten. Dieses nun »mit magnetischer Kraft aufgeladene Wasser« war kristallklar und voll funkelnder kleiner Bläschen.

Bach entfernte nun unter Zuhilfenahme eines Grashalms die Chicoryblüten vorsichtig von der Wasseroberfläche, um einen Kontakt seiner Hände mit der Flüssigkeit zu verhindern. Denn er war bestrebt, beim Herstellungsprozeß soweit wie möglich das »menschliche« Element auszuschalten.

Dann füllte er das Wasser mit Hilfe eines kleinen Schnabelgläschens in die für diesen Zweck bereitgestellten Fläschchen.

Nachdem er die Fläschchen je zur Hälfte mit der Tinktur gefüllt hatte, fügte er noch einmal die gleiche Menge Weinbrand hinzu, um die Flüssigkeit unbegrenzt haltbar zu machen und einer Eintrübung des Wassers vorzubeugen. Als er sie dann fest verkorkt hatte, klebte er auf jedes der Fläschchen ein Etikett, auf dem der Name des Heilmittels verzeichnet war. Nachdem er zunächst seine Hände gewaschen hatte, um selbst die geringsten Chicoryspuren von seinen Fingern zu entfernen, bevor er mit der Herstellung eines weiteren Heilmittels begann, stellte er in gleicher Weise die Agrimony- und Vervaintinkturen her. Anschließend vernichtete er die Schalen und die Schnabelfläschchen, die er während der Prozedur verwendet hatte; denn er benutzte zur Herstellung einer neuen Tinktur jeweils neue Glasschalen und Fläschchen.

Er hatte sich deshalb für Weinbrand als Konservierungsmittel entschieden, weil er glaubte, daß dieser reiner und natürlicher sei als der übliche rektifizierte Spiritus, der normalerweise bei der Arzneimittelherstellung Verwendung findet.

Das nächste Heilmittel, das er noch im Verlaufe desselben Jahres »potenzierte«, war die Blüte der wilden *Clematis* (weiße Waldrebe), die in der Umgebung von Cromer in großer Zahl zu finden war. Wiederum nahm er nur die Blüten der Pflanzen und legte sie auf die Oberfläche einer mit klarem Wasser gefüllten Schale. Diese Schale setzte er dann vier Stunden den Strahlen der von einem wolkenlosen Himmel herabscheinenden Sonne aus.

Die wohlriechenden grünlichweißen, rahmfarbenen Blüten dieser Kletterpflanze haben keine Blütenblätter, sondern vier bis acht Kelchblätter, die ein Büschel von Staubfäden einschließen. Die Pflanze wächst mit Vorliebe an Hecken, die sie manchmal so vollständig überrankt, daß die betreffende Hecke im Sommer ganz und gar von ihren Blüten bedeckt ist und im Herbst wie von einem silber-grauen Schleier gefiederter Samenfäden übersponnen ist.

Bach hatte erkannt, daß diese für die Behandlung des gleichgültigen, schläfrigen Seelenzustandes geeignete Pflanze auch in Fällen von Ohnmacht und Bewußtlosigkeit äußerst hilfreich ist. Wenn er die Clematistinktur auf das Zahnfleisch, die Stellen hinter den Ohren, die Unterseite der Handgelenke und die Handflächen auftrug und diese Körperzonen dabei sanft massierte, so gelangten Ohnmächtige bemerkenswert rasch wieder zu Bewußtsein.

Schon 1928 hatte er aus dem Samen dieser Pflanze eine Tinktur hergestellt, mit deren Hilfe er bei zur Schläfrigkeit und Verträumtheit neigenden Patienten gute Ergebnisse erzielt hatte. Als er nun jedoch das aus den frischen Blüten gewonnene Heilmittel ausprobierte, erzielte er noch weit beeindruckendere Ergebnisse, deshalb vernichtete er die alte Tinktur.

Kurz nachdem er die Blüte der Clematis präpariert hatte, entdeckte Bach drei weitere Heilpflanzen. Er erkannte indes schon bald, daß eines dieser Kräuter (die Saudistel) nicht zweckdienlich sei, und ersetzte es bald durch eine andere Pflanze.

Die beiden anderen Gewächse waren das *Centaury* (Tausendgüldenkraut) und die *Ceratostigma Willmottiana* (Bleiwurz oder Hornkraut). Die *Cerato* ist im übrigen die einzige der zwölf von Bach entdeckten Heilpflanzen, die in England in freier Natur nicht vorkommt; selbst als Gartenpflanze ist sie auf den britischen Inseln recht selten. Ihre Heimat ist Tibet, das Land der Weisheit.

Cerato ist ein strauchartiges Gewächs und trägt im August und September zahllose tubenförmige, tiefblaue Blüten, die ihre Blätter und den rötlichen Stengel beinahe verschwinden lassen.

Bach entdeckte die Blume im Garten eines großen Anwesens in einem benachbarten Küstenstädtchen und war von ihrer Schönheit so beeindruckt, daß er darum bat, einige ihrer Blüten abpflücken zu dürfen. Diese Blüten potenzierte er gleichzeitig mit den kleinen rosafarbenen Blüten des Centaury (Tausendgüldenkraut), dessen Wurzeln bereits seit Jahrhunderten zur Krankenbehandlung verwendet werden. Die außerordentliche Wirkkraft der Blüten dieser Pflanze war hingegen bis zu diesem Zeitpunkt noch nicht erkannt worden.

Bach stellte fest, daß die Heilwirkung der Cerato insbesondere in Fällen von Selbstzweifeln zur Geltung kommt. Centaury hingegen erwies sich als besonders wirksam gegen Schwäche; denn es kräftigt und belebt Körper und Geist.

Inzwischen war es Ende September geworden, die Tage wurden allmählich kürzer, und die Sonne hatte bereits einen Großteil ihrer Kraft verloren. Bach hatte sich schon damit abgefunden, daß er in diesem Jahr kaum mehr neue Heilpflanzen finden werde. Aber eines Tages entdeckte er auf einem Weizenstoppelfeld einige Exemplare des buschig-verflochten wachsenden *Scleranthus* (einjähriger Knäul), und zwar genau an der Stelle, wo die Säcke mit der Frühjahrssaat gelagert waren.

Scleranthus oder der Knäuel, der insbesondere durch seine winzigen blaß- bis dunkelgrünen Blütenbüschel auffällt, wächst, etwa fünf Zentimeter hoch, bevorzugt in Weizenfeldern und auf Sand- und Kiesböden. Er bildet Samen, die fast zu schwer und mächtig für seinen zarten Stengel erscheinen.

Bach fand heraus, daß diese Pflanze das geeignete Heilmittel gegen Unentschlossenheit und die organischen Folgen dieses Seelenzustandes sei. Er nutzte den nächsten sonnigen Tag, um aus den kleinen Blütenbüscheln eine Tinktur herzustellen.

Scleranthus war das letzte Pflanzenheilmittel, das er in diesem Jahr präparierte. Er entschloß sich, die Wintermonate in Cromer zu verbringen und seine dortigen Patienten mit den neun bisher von ihm entdeckten Heilmitteln zu behandeln.

Einige Fallbeispiele

Im Winter 1930 war Edward Bach eifrig damit beschäftigt, Patienten zu behandeln und seine Entdeckungen durch eine Reihe von Artikeln und Aufsätzen in *The Homœopathic World* in medizinischen Kreisen bekanntzumachen. Zu seiner großen Freude gelang es ihm nun auch, das Manuskript von *Heile dich selbst* bei einem Verleger unterzubringen, so daß die erste Auflage des Werkes im Frühjahr 1931 erscheinen konnte.

In den Beiträgen, die er unter dem Titel »Some Fundamental Considerations of Disease and Cure« für *The Homœopathic World* verfaßte, beschrieb er ausführlich den Stand seiner Forschungsergebnisse hinsichtlich der pflanzlichen Heilmittel und seines neuen diagnostischen und therapeutischen Systems.

Später sollte sich zeigen, daß die Charakterisierung der Negativstimmungen oder Seelenzustände, wie er sie in diesen Veröffentlichungen vornahm, noch gewisser Modifikationen bedurfte. Dies war jedoch unvermeidlich, da er natürlich – je differenzierter seine Forschungsergebnisse wurden – eine immer deutlichere und präzisere Vorstellung von den verschiedenen Typen gewann.

Während dieses Winters konsultierten ihn zahllose Patienten. Sie stammten nicht nur aus Cromer und Umgebung, sondern viele reisten von weither an. Er behandelte sie mit seinen pflanzlichen Heilmitteln und erzielte dabei äußerst ermutigende Resultate. Seine therapeutischen Erfolge bestärkten ihn in der Überzeugung, er werde der Begründung einer neuen, wesentlich wirksameren Form der Heilkunde einen großen Schritt näher gekommen sein, sobald er für sämtliche der von ihm klassifizierten zwölf seelischen Grundtypen die entsprechenden Heilpflanzen gefunden habe.

Die Menschen, die zu ihm kamen, litten unter den verschiedensten Beschwerden. Manchen von ihnen hätte er einige Jahre vorher auch mit den Mitteln »der medizinischen Wissenschaft« nicht helfen können. Zu seiner großen Genugtuung genasen jetzt diese früher unheilbar Kranken oder ihr Zustand besserte sich jedenfalls soweit, daß sie das Leben wieder genießen konnten.

Der erste Patient, dem er das Heilmittel Agrimony verordnete, war eine überaktive, ruhelose Frau von vierundfünfzig Jahren – sie war lebhaft, beständig auf der Suche nach Abwechslung und verbarg ihre nicht unbeträchtlichen Kümmernisse und Ängste hinter einem Mantel gezwungener Fröhlichkeit.

Die Anamnese ergab, daß sie bereits seit vielen Jahren Alkoholikerin war – mit einer Vorliebe für scharfe Getränke. In den vergangenen zwei Monaten hatte sie jegliche Kontrolle über ihren Alkoholkonsum verloren und während der letzten beiden Wochen – bei wenig mehr als zwei Stunden Schlaf pro Nacht – praktisch keine Nahrung mehr zu sich genommen. Ihr exzessiver Alkoholgenuß stand regelmäßig im Zusammenhang mit Kummer und Angst. Als Bach während eines ihrer »Gelage« zu ihr gerufen wurde, war die Patientin halb bewußtlos, ihre Augen flackerten, und ihre Pulsfrequenz betrug 120. Die Verheimlichung ihrer persönlichen Schwierigkeiten durch äußerlich zur Schau gestellte Fröhlichkeit ließ die Anwendung von Agrimony ratsam erscheinen, und sie erhielt deshalb in relativ kurzen Abständen Gaben dieses Heilmittels. Weniger als dreißig Minuten nach Verabreichung der ersten Gabe versank sie in einen gesunden und natürlichen Schlaf, der drei Stunden andauerte. Danach erhielt sie eine zweite Gabe, woraufhin sie sieben Stunden lang schlief.

Am zweiten Tag schon war eine deutliche Zustandsbesserung festzustellen. Am dritten Tag ging sie bereits wieder im Haus umher, und am vierten Tag war ihr Allgemeinbefinden besser als seit vielen Monaten. Sie nahm das Mittel weiterhin regelmäßig ein. Fünf Wochen später hatte sie ihren Alkoholkonsum auf ein vertretbares Maß reduziert, und ihr Verlangen nach einem exzessiven Rauschzustand war völlig verschwunden.

Die Anwendung des Mittels wurde jedoch weiter fortgesetzt, um den mitunter auftretenden Angstschüben entgegenzuwirken, und während dieser ganzen Zeit schritt ihre Zustandsbesserung kontinuierlich fort. Sie wurde allmählich ruhiger und entspannter, als sie es seit vielen Jahren gewesen war. Drei Jahre später war ihr Allgemeinbefinden nach wie vor sehr zufriedenstellend.

Ein anderer Patient, den Edward Bach in diesem Winter behandelte, war ein kleiner Junge von acht Jahren, der seit seiner Geburt unter Asthma litt. Man hatte seinen Eltern erklärt, er werde wahrscheinlich sein Leben lang unter dieser Krankheit zu leiden haben.

Er war ein energiegeladenes, glückliches Kind, äußerst lebhaft und offen. Selbst während seiner Asthmaanfälle versuchte er noch zu lächeln und Spaß zu machen, obgleich er kaum Luft bekam. Auch diese Symptomatik ließ Agrimony als das geeignete Heilmittel erscheinen. Drei Monate lang nahm der kleine Asthmatiker diese Medizin regelmäßig ein.

Während des ersten Monats hatte er noch drei leichte Anfälle und danach nie wieder. Die Behandlung liegt heute, da ich an diesem Buch arbeite, neun Jahre zurück.

Ein vierzigjähriger Mann, der sieben Jahre zuvor einen Motorradunfall erlitten hatte, kam hilfesuchend zu Edward Bach. Er war auf die linke Schulter gestürzt, was zu einer dauerhaften Lähmung des Kapuzenmuskels geführt hatte. Er konnte den linken Arm nur bis auf Schulterhöhe anheben; sein linkes Schulterblatt war beschädigt und die Armmuskulatur verkümmert. Er hatte im Bereich der unteren Nackenwirbel immer wieder unter solchen Schmerzen zu leiden, daß er des Nachts wachlag und nicht einschlafen konnte.

Er war in großer Sorge um seinen Arbeitsplatz, denn er ging einer Tätigkeit nach, die von ihm den vollen Einsatz beider Arme verlangte. Diese Befürchtungen und die Schmerzen, unter denen er beständig zu leiden hatte, verbarg er jedoch vor seinen Freunden und Familienangehörigen und erweckte stets einen fröhlichen, gutgelaunten Eindruck.

Im Oktober 1930 wurde ihm Agrimony verordnet. Er nahm das Mittel drei Wochen lang ein. Bereits wenige Tage später hatten seine Schmerzen völlig nachgelassen. Nach zehn Tagen stellte er die ersten Anzeichen dafür fest, daß die Bewegungsfähigkeit seines Armes allmählich zurückkehrte. Diese Tendenz setzte sich bis etwa Mitte September fort. Dann erhielt er weitere Agrimonygaben, und schon bald war er imstande, den linken Arm fast ebensohoch über den Kopf zu erheben wie den rechten. Der Zustand des Schulterblattes und der Muskeltonus hatten sich ebenfalls erheblich verbessert. Sein Allgemeinbefinden war ausgezeichnet, und er fühlte sich innerlich ausgeglichen und unbeschwert.

Diese und zahlreiche andere hervorragende Ergebnisse, die Bach während dieses Winters erzielte, überzeugten ihn endgültig davon, daß die für die Behandlung einer Krankheit ausschlaggebenden Indikationen nur in der geistigen Einstellung des Patienten zu finden seien und zwar weitgehend unabhängig vom jeweiligen organischen Befund.

Bei den drei zitierten Fallbeispielen handelte es sich um Patienten, die wegen ganz unterschiedlicher Beschwerden Edward Bachs Hilfe gesucht hatten – einmal wegen Alkoholismus, im zweiten Fall wegen Asthma und im dritten Fall wegen Lähmungserscheinungen. Dennoch brauchten alle drei die gleiche Arznei, da sie hinsichtlich ihres Temperaments übereinstimmten und sämtlich den Eindruck lebensfroher, optimistischer Menschen erweckten, obwohl sie ihre Sorgen und Leiden vor anderen nur verbargen.

In den folgenden Fällen verlangte die Symptomatik eindeutig die Verabreichung von Chicory:

Eine siebzigjährige Dame litt unter schweren Verdauungsstörungen und verspürte in regelmäßigen Abständen im oberen Herzbereich stechende Schmerzen. Diese Anfälle traten bereits seit Jahren auf, sie hatten sich jedoch in letzter Zeit so sehr verschlimmert, daß ihre Herzschmerzen sie in gewissen Abständen dazu zwangen, ein oder zwei Wochen im Bett liegend zu verbringen.

Sie war eine sehr energische Frau, die sich ständig Gedanken um das Wohlbefinden ihrer Familie machte und in Fragen des Haushaltes auf absolute Perfektion bedacht war. Sie kümmerte sich um jede Kleinigkeit, fühlte sich erst wohl, wenn sie ihre Kinder um sich versammelt hatte – statteten diese ihr jedoch nicht häufig genug einen Besuch ab, versank sie in Selbstmitleid.

Sie bekam zwei Monate lang regelmäßig Chicory. Bereits nach wenigen Tagen war eine Verbesserung ihres Zustandes zu beobachten, und nach Ablauf der zwei Monate waren ihre Probleme völlig verschwunden. Als sie ein Jahr später zu einer neuen Konsultation erschien, erklärte sie, sie habe keinen einzigen Rückfall erlitten. Sie wurde auch ruhiger, war nun nicht mehr so übertrieben besorgt wegen ihrer Kinder und ließ ihnen mehr Freiheit. Das verbesserte das Verhältnis zu ihren Kindern und auch ihr eigenes Wohlbefinden.

Eine achtunddreißig Jahre alte Dame, Leiterin eines Ferienheimes für Mädchen, hatte seit einem Jahr unter einem Katarrh sowie unter Hörstörungen gelitten. Ihre Hörprobleme wurden immer schlimmer und behinderten sie auch zunehmend in ihrer beruflichen Tätigkeit. Sie war sehr gesprächig, in fast übertriebener Weise um das Wohlbefinden der ihr anvertrauten Kinder besorgt, sie machte sich beständig Gedanken selbst wegen nebensächlichster Details und kannte nur ihre Arbeit.

Dr. Bach verordnete ihr Chicory. Sie nahm das Mittel erstmals im Dezember 1930 regelmäßig ein und berichtete schon bald von einer Besserung ihres Zustandes. Im Februar 1931 erhielt sie weitere Chicorygaben, und am Ende des Monats waren der Katarrh und die Hörstörungen völlig verschwunden. Sie war auch sehr dankbar für die übrigen Veränderungen, die in ihrem Leben vor sich gingen: Sie wurde ausgeglichener und ruhiger, ging weniger verspannt und überbesorgt an ihre Arbeit heran und fühlte sich dementsprechend durch ihre Aufgaben nicht mehr in gleichem Maße belastet wie zuvor.

Kurz nachdem er die Heilkraft des Eisenkrautes (Vervain) entdeckt hatte, wurde Bach zu einem Patienten gerufen, der auf dem Trottoir ausgerutscht war und sich den Knöchel böse verstaucht hatte. Als Bach gegen 20.00 Uhr zu ihm kam, war das Fußgelenk des Mannes stark angeschwollen und steif. Das verursachte große Schmerzen.

Der Patient war ein kräftig gebauter, äußerst ungeduldiger Mann von etwa fünfzig Jahren. Er glaubte, die Ausheilung seiner Verletzung werde zirka drei Wochen in Anspruch nehmen, und er war fest davon überzeugt, daß er sich eine so lange Pause beruflich nicht leisten könne. Er war vital und begeisterungsfähig und neigte deshalb dazu, sich im Berufsleben völlig zu verausgaben. Es fiel ihm schwer, sich zu entspannen. Sein starker Wille ließ ihn auch noch weiterschaffen, wenn er sich eigentlich hätte erholen sollen.

Die Ungeduld des Patienten ließ die Verordnung des Mittels Impatiens ratsam erscheinen, seine Tendenz zur inneren Verspanntheit hingegen sowie seine Arbeitsbegeisterung und sein allgemeiner Aktivitätsdrang verlangten nach einer Behandlung mit Vervain.

So gab man von diesen beiden Heilmitteln je zwei oder drei Tropfen in eine mit warmem Wasser gefüllte Schüssel. Eine mit dieser Flüssigkeit getränkte Kompresse wurde um das Fußgelenk des Patienten gewickelt. Er bekam die Anweisung, diese Kompresse, sobald sie trocken werde, immer wieder anzufeuchten.

Bereits am nächsten Tag vermochte er wieder seinen beruflichen Verpflichtungen nachzugehen. Noch am Abend desselben Tages konnte er wieder ganz normal gehen. Man sah ihn sogar mit dem betreffenden Fuß aufstampfen und sagen: »Es kann doch nicht wahr sein, daß ich mir diesen Fuß verstaucht hatte.«

Ein vierunddreißig Jahre alter Mann, der fünf Monate zuvor eine Grippe gehabt hatte, litt seither im Hals- und Schulterbereich unter rheumatischen Beschwerden. Wann immer er seinen Hals unter großer Anstrengung zu bewegen versuchte, knackten seine Nakkenwirbel. Starke Schmerzen waren die Folge, so daß er nachts kaum ein Auge zubekam. Er hatte schon jahrelang immer wieder in verschiedenen Gelenken anfallweise rheumatische Schmerzen.

Seit vielen Jahren war er für die Kirche tätig und ging im Dienst an den Armen und Kranken geradezu auf. Sein Charakter war von erhabenen Idealen und Grundsätzen geprägt, jedoch war er in seinem Denken und Fühlen ein wenig streng und neigte zur Engstirnigkeit.

Diese seelische Haltung ließ die Verordnung von Vervain empfehlenswert erscheinen, und so erhielt er drei Wochen lang Gaben dieses Mittels. Fast umgehend war eine Besserung seines Zustandes festzustellen, und nach drei Wochen waren alle Symptome verschwunden. Der Patient blieb während des ganzen Winters von Rheumaanfällen verschont, was für ihn äußerst ungewöhlich war.

Unter den Patienten, die Bach mit seinem Mittel behandelte, waren Menschen, die an Asthma, Zysten und den Folgeerscheinungen der Schlafkrankheit litten. Aber trotz der Verschiedenheit ihrer Symptome gehörten all diese Patienten dem gleichen Persönlichkeitstyp an – sie waren verträumt, schläfrig und an ihrer Umgebung desinteressiert.

Da war zunächst eine vierzigjährige Frau, die bereits seit vielen Monaten an der Schlafkrankheit litt. Nach zahlreichen therapeutischen Bemühungen hatten die Ärzte sie als unheilbar aufgegeben. Sie schleppte sich nur noch durch ihre Wohnung, stolperte häufig und fiel hin, wenn sie versuchte, kleine Hausarbeiten zu verrichten oder das Essen zu kochen. Immer wieder mußte sie sich für längere Zeit hinsetzen, um auszuruhen; dabei schlief sie dann regelmäßig ein. Sie hatte jegliches Interesse an ihrer Umgebung verloren. Ihre Augen waren halbgeschlossen, ihre Muskeln schwach und untrainiert, auch litt sie unter permanenter Appetitlosigkeit.

Diese Symptome deuteten auf Clematis. Nachdem sie das Mittel etwa vierzehn Tage lang eingenommen hatte, stabilisierte sich ihr Gang allmählich. Das Schlafbedürfnis war zurückgegangen. Sie konnte ihre Augenlider ganz anheben und die Augen viel länger offenbehalten.

Die auffälligste Veränderung ging allerdings in der Frau selbst vor. Sie war glücklich und voll Hoffnung, sie lachte und lächelte und schmiedete bereits Pläne für die Zeit, da sie wieder ganz hergestellt sein würde. Sie war zutiefst dankbar dafür, daß ihr Tätigkeitsdrang und ihre Energie wieder zugenommen hatten.

Sie erhielt dann weitere Clematisgaben. Danach wurde die Patientin drei Monate lang nicht mehr behandelt, da Edward Bach nach Südengland gereist war, um dort nach weiteren Heilpflanzen Ausschau zu halten.

Bei seiner Rückkehr war er überrascht über die Veränderung, die mit ihr vor sich gegangen war. Sie war jetzt eine fröhliche, glückliche Frau, die ihren Haushaltspflichten mühelos nachkommen konnte, sogar die große Wäsche selbst erledigte und zum Einkaufen fast zwei Kilometer weit in die Stadt marschierte. Sie berichtete ihm auch, sie sei kürzlich zu einem etwa neun Kilometer entfernten Dorf gewandert, um dort die Kirche zu besuchen, und habe anschließend keine übermäßige Müdigkeit verspürt.

Von gelegentlichen Gleichgewichtsstörungen abgesehen, unter denen sie mitunter beim Gehen noch zu leiden hatte, war sie völlig geheilt.

Eines Tages kam ein achtzehnjähriges Mädchen, dem sechs Monate zuvor einige große Zysten aus der Schilddrüse operativ entfernt worden waren, zu Edward Bach. Inzwischen waren die Zysten wieder nachgewachsen, und man hatte dem Mädchen erklärt, man könne nichts weiter tun, als zu warten, bis die Zysten wieder groß genug für eine erneute Operation seien. Das Mädchen war sehr sanft im Charakter und neigte zum Tagträumen. Wegen ihres Zustandes machte es sich kaum Gedanken.

Nachdem die junge Frau vierzehn Tage lang dreimal täglich Clematis erhalten hatte, hatten sich die Zysten völlig zurückgebildet. Die Beschwerden sind seither nie mehr aufgetreten. Immerhin fand die Behandlung bereits 1932 statt.

Eine andere Frau von sechsunddreißig Jahren hatte ihr Leben lang an Asthma gelitten. Sieben Jahre zuvor hatte sie ihre kleine Tochter im Säuglingsalter verloren, und es gab immer noch Perioden, da sie lange Zeit weinend vor dem Photo des kleinen Mädchens saß. Sie lebte offensichtlich in einer Traumwelt und hatte kaum Interesse an den übrigen Familienmitgliedern.

Dieser seelische Zustand ließ die Anwendung von Clematis ratsam erscheinen. Nachdem sie zwei Fläschchen des Mittels eingenommen hatte, kehrte ihre Lebensfreude zurück, und sie nahm wieder Anteil an dem Schicksal der übrigen Familienmitglieder. Bereits nach dem ersten Fläschchen Clematis hörten ihre Asthmaanfälle auf, und als sie drei Jahre später zu einer weiteren Konsultation erschien, berichtete sie, daß sie in der Zwischenzeit nicht einen Rückfall erlitten habe.

Diese Erfahrungen bestätigten Bachs Theorie, daß bei verschiedenen Menschen mit gleichen Beschwerden die Verordnung unterschiedlicher Heilmittel angebracht sein kann. Diese unter Asthma leidende Patientin brauchte zu ihrer Heilung Clematis, wohingegen der kleine asthmatische Junge von acht Jahren, den Bach zur gleichen Zeit in Behandlung hatte, zu seiner Genesung der Verordnung von Agrimony bedurfte. Die Dame war ein verträumter, gleichgültiger Typ, während der Junge ein glückliches, fröhliches und lebendiges Kind war.

Ein typischer Ceratofall war eine Dame, die bereits seit vielen Jahren immer wieder an irritierenden und belastenden Hautausschlägen litt, die in gewissen Abständen ihren gesamten Körper, Hals und Kopf befielen.

Da es ihr an Selbstwertgefühl mangelte und sie ihrem eigenen Urteil nicht traute, hatte sie sich ihr Verhalten immer mehr von ihren Verwandten und Angehörigen diktieren lassen. Schließlich hatte sie sogar ihren erlernten Beruf aufgegeben, um sich ganz der Versorgung gewisser Familienmitglieder zu widmen.

Wann immer sie unter einem neuen Schub ihrer Hautkrankheit zu leiden hatte, trieben der Juckreiz und der Mangel an Schlaf sie fast zur Verzweiflung.

Sie erhielt Cerato, und sofort besserte sich ihr Zustand. Bereits nach einer Woche hatte sie den Entschluß gefaßt, ihren Beruf wieder aufzunehmen, und sobald sie sich zu dieser Entscheidung durchgerungen hatte, verschwand der Hautausschlag. In den sieben Jahren, die seit ihrer ersten Behandlung vergangen sind, hatte sie mitunter leichte Schübe ihres Hautleidens, die jedoch bei Anwendung entsprechender therapeutischer Maßnahmen sofort wieder zurückgingen. Sie hat jedoch seither keinen der starken Schübe mehr gehabt, unter denen sie früher so häufig zu leiden hatte.

Auch mit der Wirkung des Mittels Centaury machte Bach in diesem Winter reiche Erfahrungen. In einem dieser Fälle handelte es sich um ein neunjähriges Mädchen, das seit einigen Monaten in wöchentlichem Abstand immer wieder unter starkem Nasenbluten zu leiden hatte. Dieses Nasenbluten war so intensiv, daß der Arzt mehrmals gezwungen gewesen war zu tamponieren.

Sie war ein zartes, ruhiges Kind und immer ängstlich darauf bedacht, anderen zu gefallen und ihnen zu Diensten zu sein.

Bach sah diese Patientin erstmals während eines ihrer Anfälle. Sie hatte viel Blut verloren und war sehr geschwächt. Ihr Zustand gab Anlaß zu ernstlicher Besorgnis. Sie erhielt nun im Abstand von dreißig Minuten Centaurygaben, und die Blutung kam bald zum Stillstand. Bach verordnete die weitere regelmäßige Einnahme des Mittels, und das Kind gewann rasch seine Farbe und seine Energie zurück.

Eine Woche später kam es erneut zu einer leichten Blutung, die jedoch nur wenige Minuten dauerte. Seither hat es nie mehr Schwierigkeiten gegeben, und das Mädchen ist gesund und munter. Die Patientin wurde erstmals im Dezember 1930 behandelt. Als sie drei Jahre später zur Konsultation kam, hatte sich nicht nur ihr körperliches Befinden außerordentlich verbessert, sie war auch charakterlich wie verwandelt. Von einem schwächlichen, scheuen Kind, das von seinen Geschwistern ausgenutzt wurde, hatte sie sich zu einem lebendigen und fröhlichen Mädchen entwickelt, das sich im Kreise der Familie problemlos durchzusetzen wußte.

Ein anderer von Bachs Patienten war ein blasser und schwächlicher junger Mann von zweiundzwanzig Jahren, der schon längere Zeit unter einer gewissen Energielosigkeit gelitten hatte, insbesondere während der vergangenen zwölf Monate. Seine Muskulatur war sehr schlaff, und aus Furcht vor Zerrungen mied er jede anstrengende körperliche Tätigkeit. Es bestanden auch Anzeichen eines leichten Leistenbruchs. Wegen seines freundlichen, sanften und gutwilligen Wesens wurde er immer wieder von anderen ausgenutzt.

Nachdem er vierzehn Tage lang dreimal täglich Centaury eingenommen hatte, war er wie ausgewechselt. Sein Allgemeinbefinden besserte sich, er war wesentlich belastungsfähiger als früher, und seine Gesichtsfarbe wirkte plötzlich gesund und kräftig. Auch sein Muskeltonus hatte zugenommen. Eine Operation des Leistenbruchs erübrigte sich. Als der Patient sechs Monate später wiederkam, fühlte er sich rundum wohl und konnte sich gegenüber seinen Freunden und Kameraden besser behaupten.

Wiederum eine andere Patientin, die Edward Bach während dieser Zeit behandelte, war ein sehr sanftes und stilles elfjähriges Mädchen, das bläßlich und matt wirkte. Während der vergangenen zwei Jahre hatte das Kind immer wieder Anzeichen von allgemeiner Schwäche und Müdigkeit gezeigt; auch hatte es nicht die notwendige Energie, um an Sport und Spielen teilzunehmen. Die Eltern des Mädchens hatten es eine Weile mit den üblichen Stärkungsmitteln versucht, allerdings ohne Erfolg. Ihre kleine Tochter hatte auf diese therapeutischen Maßnahmen keinerlei Reaktionen gezeigt.

So erhielt das Mädchen nun fünf Wochen lang Centaury. Nach Ablauf dieses Zeitraums war die Farbe in sein Gesicht zurückgekehrt; auch war es jetzt so vital und kräftig wie schon seit Jahren nicht mehr.

Kurze Zeit nachdem Bach Scleranthus, die Pflanze für die Behandlung der Unentschlossenheit, entdeckt und präpariert hatte, verordnete er das Heilmittel einem Fischer, der seit vielen Jahren alljährlich im Herbst von starken Magenschmerzen heimgesucht wurde. Diese waren so intensiv, daß er sich während dieser Anfälle regelmäßig erbrechen mußte. Solange diese Anfälle auftraten, konnte der Mann das Haus und häufig sogar sein Bett nicht verlassen.

Es handelte sich um einen typischen Scleranthuspatienten, der kaum fähig war, Entscheidungen zu treffen; außerdem zeigte sein Befinden von Tag zu Tag erhebliche Schwankungen. Er rief Bach erstmals Anfang Oktober 1930 zu sich, als die alljährlichen Anfälle gerade wieder begonnen und ihn bereits ans Bett gefesselt hatten.

Bach empfahl ihm, stündlich Scleranthus einzunehmen. Bereits fünf Tage später beteiligte sich der Mann zur allgemeinen Überraschung an einer Seerettungsaktion und ging anschließend wieder auf Fischfang. Beides wäre in den Jahren davor nicht möglich gewesen.

Der Fischer setzte die Einnahme noch drei Wochen lang fort, obwohl seine Symptome bereits vollständig verschwunden waren.

Im Herbst des Jahres 1931 erlitt er nicht den geringsten Rückfall. Als sich 1932 wieder geringfügige Symptome bemerkbar machten, genügte eine einzige Scleranthusgabe, um diese gänzlich zum Verschwinden zu bringen.

Ein etwa fünfundfünfzigjähriger Akademiker hatte bereits seit einigen Jahren unter periodisch auftretenden Anfällen nervöser Gastritis gelitten, als er mit Edward Bach in Kontakt kam. Der Mann litt seelische Qualen, weil er sich keine eigene Meinung bilden konnte und auch unfähig war, Entscheidungen zu treffen. Er hatte einen unausgeglichenen und ruckartigen Gang.

Am Ende war er so verzweifelt, daß er sich bereits Gift besorgt hatte, um Selbstmord zu begehen. Aber selbst in dieser Lage war er unfähig, sich darüber klar zu werden, ob er sich lieber vergiften oder ins Wasser gehen solle. Glücklicherweise begegnete er Edward Bach, als er in diesem Zustand völlig ratlos umherirrte.

Der Patient erhielt nun in Abständen von nur wenigen Minuten Scleranthusgaben und blieb zwei Stunden unter Beobachtung. Nach Ablauf dieser Zeitspanne war er bereits viel ruhiger geworden. Die Scleranthustherapie wurde dann noch einige Tage lang fortgesetzt. Danach erübrigte sich die weitere Anwendung des Mittels. Während eines Zeitraumes von zwei Jahren blieb das Allgemeinbefinden des Patienten stabil, und seine seelische Haltung wurde viel positiver.

Die Entstehung des Werkes *Free Thyself*

Als der Winter sich dem Ende zuneigte und der Frühling des Jahres 1931 allmählich näherkam, wurde Edward Bach von einer inneren Unruhe befallen. Er hatte das Gefühl, er müsse sich eine Zeitlang von der Patientenbehandlung zurückziehen und sich ganz auf die Suche nach jenen Heilpflanzen konzentrieren, die ihm zur Vervollständigung seiner Zwölferserie noch fehlten. So beschloß er eines Tages Ende März unvermittelt, wieder nach Wales zu reisen. Er verließ Cromer noch am selben Morgen.

Obwohl er während des Winters sehr viele Patienten behandelt hatte, so hatte er von diesen doch kein Honorar verlangt und machte sich wie üblich fast bargeldlos auf die Wanderschaft. Aber das bekümmerte ihn nicht im geringsten, wußte er doch aus Erfahrung, daß ihm im Ernstfall von irgendwoher immer Hilfe zukommen würde. Dies war schon sehr häufig geschehen – zum letzten Mal einige Wochen vor seiner Abreise aus Cromer.

Als er ein Jahr zuvor beschlossen hatte, seine Londoner Praxis aufzugeben, war er dem Finanzamt vierhundert Pfund schuldig geblieben. In der Zwischenzeit hatte er nun mit Geldern, die ihm aus noch offenstehenden Rechnungen aus seiner Londoner Zeit zugeflossen waren, von seiner Steuerschuld dreihundertneunzig Pfund abbezahlt. Jetzt drängte man ihn, auch die letzten zehn Pfund zu begleichen, aber dazu fehlten die Mittel. Er dachte gerade darüber nach, ob der Verkauf der ihm noch verbliebenen Kleidungsstücke die benötigte Summe abwerfen könne, da erhielt er einen Scheck über exakt die erforderliche Summe. Das Geld kam von einem Patienten, den er viele Jahre lang in London behandelt und geheilt hatte und der zum damaligen Zeitpunkt die Honorarrechnung nicht hatte begleichen können. Der Brief mit dem Scheck darin war wochenlang unterwegs gewesen, weil der Patient jetzt im Ausland lebte und Bach ständig seine Adresse gewechselt hatte. Jedoch traf das Geld genau an dem Tag ein, als die Begleichung von Edward Bachs Steuerschuld fällig war.

In Wales angekommen, wanderte Bach tagelang in den Bergen umher und sprach nur mit den Schäfern, die ihm begegneten. Er machte sich Gedanken über seine zukünftige Arbeit, über die Heilpflanzen, die er noch finden mußte.

Er sah den Plan seiner künftigen Arbeit in aller Deutlichkeit vor sich und begriff, daß der Weg, der noch vor ihm lag, nicht leicht sein würde. Das neue System der Heilkunde und die neuen Erkenntnisse, die er gewonnen hatte, waren, gemessen an den akzeptierten Theorien der Schulmedizin, geradezu revolutionär. Es würde schwierig für ihn sein, die Mehrzahl der Menschen von der Wahrheit seiner Grundsätze zu überzeugen – vielleicht mußte er sich sogar auf erheblichen Widerspruch und strikte Ablehnung gefaßt machen.

Der unwiderlegbare Beweis für den Wert seiner Entdeckungen konnten nur die Ergebnisse sein, die er mit seiner Methode erzielte. Und diesen Beweis hatte er schon hinlänglich in all jenen Fällen erbracht, in denen er nach den Maßstäben der Schulmedizin hoffnungslos kranke Patienten, die schon jahrelang erfolglos behandelt worden waren, mit Hilfe seiner pflanzlichen Mittel geheilt hatte.

Als der Zeitpunkt gekommen war, da er Wales wieder verlassen wollte, stellte er fest, daß er nicht genug Geld für die Rückfahrkarte nach London besaß. Aber wie es ihm so häufig widerfuhr, erhielt er zwei Tage darauf den Brief eines dankbaren Patienten mit dem notwendigen Geldbetrag. Und so begab er sich nach Sussex, wo er bald darauf die Sumpfwasserfeder (*Water Violet*) entdeckte. Diese Pflanze, mit ihren nach den Seiten sich ausbreitenden farnartigen Blättern, ihren aufrechten, schlanken Stengeln und den blaßlila Blüten, wuchs nahe Lewes in Gräben und stehenden Gewässern. Bei ihrem Anblick wußte er sofort, daß dieses eine weitere der von ihm gesuchten Heilpflanzen war.

Er präparierte die Blüten nach der Sonnenmethode und erkannte, daß *Water Violet* das geeignete Heilmittel sei für die ruhigen, unnahbaren Menschen, die es vorziehen, in ihrem Leiden allein zu sein und ihren Kummer schweigend zu ertragen.

Er setzte seine Wanderschaft fort und gelangte von Sussex aus in das Themse-Tal, wo er einige Wochen in einem am Fluß gelegenen Dorf nahe Wallingford in Berkshire verweilte. Während dieser Zeit befaßte er sich insbesondere mit dem Studium der Wasserpflanzen, verbrachte lange Sommertage in einem flachen Boot und war immer wieder in den Chiltern Hills und auf den kleinen Landstraßen unterwegs.

Rein intuitiv wußte er, daß eine der noch fehlenden Heilsubstanzen, nach denen er suchte, im Herbstenzian (*Autumn Gentian*) enthalten sein müsse und daß diese Pflanze die Kraft besitze, Menschen, die sich zu schnell entmutigen und seelisch niederdrücken lassen, von ihren grüblerischen Zweifeln zu befreien.

Es war jedoch erst Juli und folglich zu früh, nach der blühenden Pflanze zu suchen. Er fand jedoch ein noch blütenloses Exemplar der Pflanze in den Hügeln oberhalb der Ortschaft Eweleme in Oxfordshire. In der Hoffnung, den Herbstenzian auch in der Gegend von Cromer zu finden, wo er so viele Heilpflanzen entdeckt hatte, kehrte er dorthin zurück und durchstreifte die weitere Umgebung des Städtchens, jedoch ohne Erfolg. Erst Ende September entdeckte er die blühende Pflanze im kentischen Hügelland, nahe dem sogenannten Pilgrim's Way, und präparierte sie sofort.

Bach hatte nun elf seiner zwölf Heilmittel gefunden. Da jedoch der Sommer beinahe vorüber war, wußte er, daß er in diesem Jahr die zwölfte Pflanze nicht mehr finden werde. Deshalb kehrte er für die Wintermonate nach Cromer zurück, wo er wieder zahlreiche Patienten behandelte und mit seinen Heilmitteln zunehmend noch bessere Ergebnisse erzielte.

Im Frühjahr 1932 erwachte zugleich mit der Natur auch Edward Bachs Reiselust, und da seine zahlreichen Londoner Freunde und Patienten ihn immer wieder bedrängt hatten, zurückzukommen und in London wieder eine Praxis zu eröffnen, entschloß er sich, auszuprobieren, ob er das Stadtleben einige Monate ertragen könne. Nach Ablauf dieser Frist wollte er sich auf die Suche nach der letzten noch fehlenden Heilpflanze seiner Zwölferreihe begeben.

Er mietete einen Konsultationsraum in der Wimpole Street und konnte sich schon nach kurzer Zeit vor Arbeit kaum mehr retten. Die schlechte Luft und die Beengtheit des Stadtlebens machten ihm jedoch schwer zu schaffen. In seinem hochsensibilisierten Zustand setzten ihm der Lärm und die Menschenmengen Londons so sehr zu, daß er seelisch-geistig wie auch körperlich krank wurde.

Nur in den verhältnismäßig ruhigen und friedlichen Parks fand er Erleichterung. Und so saß er oft stundenlang unter den Bäumen des Regent's Park, bis er sich geistig und körperlich wieder halbwegs regeneriert hatte.

Während dieser Stunden im Regent's Park entstand das kleine Buch *Free Thyself*, in dem Bach mit einfachen Worten beschrieb, wie der Mensch lernen kann, sich ganz und gar seiner eigenen Intuition zu überlassen. Er zeigt auf, daß wir auf dieser Erde in allen Lebenslagen sicher geleitet werden und ein gesundes, zufriedenes und sinnvolles Leben führen können, sofern wir diesem unserem

Wissen voll und ganz vertrauen. Außerdem ging er in dem Büchlein ausführlich auf die Heilmittel ein, die er entdeckt hatte, und auf die verschiedenen Möglichkeiten ihrer Anwendung.

Das kleine Werk erschien im Herbst 1932 als Broschüre. Als die erste Auflage vergriffen war, ließ Bach jedoch keine Exemplare nachdrucken; denn er hatte inzwischen weitere Heilpflanzen entdeckt und das Buch *Die zwölf Heiler* geschrieben.

Nach zwei Monaten konnte er den Streß des Londoner Lebens nicht länger ertragen. Außerdem wollte er unbedingt die letzte Pflanze der Zwölferserie finden. Und so reiste er nach Kent, um sich in der Weite und Offenheit dieser Landschaft von den vorhergegangenen Strapazen zu erholen.

Er wußte, daß diese letzte noch fehlende Heilpflanze eine der wichtigsten sein würde. Denn sie würde ihm die Möglichkeit geben, auch solche Menschen zu heilen, die sich wegen einer akuten Gefahr oder Notlage in einem Zustand äußerster seelischer Bedrängnis befanden. Kurz vor seiner Abreise aus London hatte er ein Erlebnis gehabt, das ihm eindrücklich gezeigt hatte, wie groß das Bedürfnis nach einem solchen Heilmittel sei.

Man hatte ihn zu einer Patientin gerufen, die einen plötzlichen Blutsturz erlitten hatte und sich in einem sehr ernsten Zustand befand. Sie war völlig erschöpft und erbrach noch immer Blut, als er zu ihr kam. Sie selbst, aber auch ihre Angehörigen waren in Panik, da niemand wußte, was zu tun sei.

Bach trat an ihr Bett, legte seine Hand auf ihre Schulter und sagte: »Sie werden schon bald wieder gesund sein. Legen Sie sich jetzt ruhig hin und schlafen Sie.« Die Blutung war sofort zum Stillstand gekommen, und die Dame hatte dann drei Stunden lang tief geschlafen.

Nachdem sie aufgewacht war, hatte sie eine Kleinigkeit gegessen, eine Zigarette geraucht und war dann schon am selben Nachmittag ein Stückchen spazierengegangen.

In solchen Fällen der Verzweiflung, der Panik und akuten Notlage würde ein zur Auflösung von Angst- und Panikgefühlen geeignetes Mittel von unschätzbarem Wert sein, das war Edward Bach nur zu deutlich bewußt.

Seine Fähigkeit, durch Handauflegen zu heilen, war eine ganz persönliche Begabung. Wie gerne hätte er anderen Menschen gezeigt, daß die gleiche Kraft auch in ihnen schlummert, aber zu jener Zeit hatte er noch nicht die Fähigkeit, dieses zu vermitteln. Es stand jedoch in seiner Macht, ein stoffliches Agens zu entdecken, ein Pflanzenheilmittel, das in gleicher Weise wirkt.

Als er wieder einmal nahe Westerham in der Grafschaft Kent die Landschaft durchstreifte, suchte er auch jenes Feld auf, wo er im Vorjahr den Herbstenzian gefunden hatte. Diesmal war der Boden mit den strahlend-gelben Blüten des gelben Sonnenröschens (*Rock Rose*) übersät, und er wußte intuitiv, daß diese Blume das von ihm gesuchte Heilmittel gegen Zustände der Angst und des Schreckens sei. In solchen Augenblicken erfüllte ihn das gleiche innere Wissen, das einen Musiker oder Dichter zu ihren Kunstwerken inspiriert.

Die aus der Blüte von *Rock Rose* hergestellte Tinktur vervollständigte die Reihe der Pflanzenmittel, die er als »die zwölf Heiler« bezeichnete. Und so kehrte er für die Wintermonate nach Cromer zurück, wo die exzellenten Ergebnisse, die er mit seinen Heilmitteln erzielte, ihn immer tiefer in dem Glauben an den außerordentlichen Wert seiner Behandlungsmethode bestärkten.

(1932/33) Therapeutische Erfahrungen mit den Mitteln *Water Violet, Rock Rose* und *Gentian*

Da die ärztliche Zunft Bachs neues Heilverfahren mit Zurückhaltung zur Kenntnis nahm und seine orthodoxen Kollegen sich schwer damit taten, derart simple Heilmittel zu akzeptieren, beschloß er, seine Behandlungsmethode in Laienkreisen, unter den Leidenden selbst, bekanntzumachen. Dabei schwebte ihm vor, seine Heilmittel und ihre Anwendung in einer so einfachen und praktischen Art zu beschreiben, daß auch der Laie ohne Kenntnis der Krankheitsursachen und Körperfunktionen es verstehen würde.

Er fing an, für zahlreiche Tages- und Wochenzeitungen Artikel zu schreiben, hatte jedoch Schwierigkeiten, diese Beiträge zu plazieren. So entschloß er sich schließlich, eine kleine Anzeige in den größeren Tageszeitungen aufzugeben. Er hoffte, auf diesem Wege wenigstens einigen Lesern seine pflanzlichen Heilmittel zur Kenntnis zu bringen. Mit diesem Schritt ging er ganz bewußt das Risiko ein, seine Approbation zu verlieren. Aber das kümmerte ihn wenig, solange nur Aussicht bestand, die Verbreitung seines Heilverfahrens werde dem einen oder anderen kranken Menschen von Nutzen sein.

Seinen Anzeigentext sandte er an vier Tageszeitungen; zwei davon lehnten unter Hinweis auf die Vorschriften der Ärztekammer eine Veröffentlichung ab, die beiden anderen publizierten seine Annonce. Daraufhin erhielt er zahlreiche Briefe von Lesern, die um nähere Informationen baten.

Kurz nachdem diese Anzeige erschienen war, erhielt Edward Bach einen Brief der Ärztekammer, in dem er um eine Erklärung seines Verhaltens gebeten wurde. Es entspann sich der folgende Briefwechsel.

Sehr geehrter Herr Kollege, 26. November 1932

mir ist die folgende Zeitungsanzeige zur Kenntnis gelangt, die am 24. November 1932 im *Northern Daily Telegraph* erschienen ist:

»Heile dich selbst.« Auf den Britischen Inseln wachsen Heilkräuter von außerordentlicher Wirkkraft, die ohne Mühe überall in der freien Natur zu finden sind. Nähere Auskünfte erteilt gerne: Dr. Bach, M.B., B.S., D.P.H., B..., P... L..., A..., S...

Ich wüßte gerne, ob dieser Text mit Ihrem Wissen und Ihrer Zustimmung abgedruckt worden ist. Sollte sich Ihre Adresse in letzter Zeit geändert haben, so senden Sie bitte das beiliegende Formular ausgefüllt an uns zurück.

Hochachtungsvoll
Der Registrator

In seinem Antwortschreiben wies Bach darauf hin, daß seine Anschrift sich nicht geändert habe. Daraufhin erhielt er am 30. November 1932 einen weiteren Brief, in dem es hieß:

Sehr geehrter Herr Kollege,

Ihren Brief vom 29. November habe ich erhalten. Dem vorliegenden Schreiben habe ich ein Belehrungsschreiben der Ärztekammer beigefügt, in dem Sie noch einmal auf die betreffs der Anwerbung von Patienten geltenden Bestimmungen hingewiesen werden. Ich würde mich freuen, wenn Sie Ihrerseits zu einer Klärung der Angelegenheit beitragen könnten, da Ihr Verhalten offensichtlich gegen die geltenden Bestimmungen verstößt. Ich möchte Sie deshalb darauf hinweisen, daß die Ärztekammer sich in dieser Angelegenheit weitere Schritte vorbehält.

Hochachtungsvoll
Der Registrator

Bach antwortete sehr knapp:

Sehr geehrter Herr Kollege, 2. Dezember 1932

das Zeitungsinserat hatte nur den einen Zweck, nämlich dem öffentlichen Wohl zu dienen, was nach meinem Verständnis die Aufgabe unseres Berufsstandes ist.

Mit freundlichen Grüßen
Edward Bach

Sehr geehrter Herr Kollege, 3. Dezember 1932

Ich bestätige den Empfang Ihres Schreibens vom 2. Dezember. Ich wäre Ihnen dankbar für die Mitteilung, ob Sie weiterhin in der Presse zu annoncieren gedenken oder ob das Zeitungsinserat, auf das ich Sie hingewiesen habe, ein Einzelfall bleiben wird.

Hochachtungsvoll
Der Registrator

Diesen Brief ließ Edward Bach unbeantwortet. Daraufhin erhielt er eine Woche später ein weiteres Schreiben.

Sehr geehrter Herr Kollege, 9. Dezember 1932

bis heute habe ich von Ihnen keine Antwort auf mein Schreiben vom 3. Dezember erhalten. Ich hatte Sie damals um Auskunft darüber gebeten, ob Sie weiterhin in der Presse für sich zu werben gedenken. Ich wäre Ihnen dankbar, wenn Sie mir in dieser Angelegenheit recht bald eine schriftliche Antwort zukommen lassen könnten.

Hochachtungsvoll
Der Registrator

Sehr geehrter Herr Kollege, 12. Dezember 1932

es ist einzig und allein mein Anliegen, der britischen Öffentlichkeit eine Reihe von Pflanzen zur Kenntnis zu bringen, die heilende Eigenschaften besitzen, völlig harmlos sind und von jedermann gefahrlos benutzt werden können.

Berichte über diese Pflanzen habe ich in medizinischen Zeitschriften veröffentlicht und verschiedentlich auf Kongressen mündlich vorgetragen. Sollte ich der Meinung sein, daß Presseartikel oder weitere Zeitungsannoncen der Sache dienlich sind, werde ich mich weiterhin dieser Methoden bedienen.

Mit freundlichen Grüßen
Edward Bach

Sehr geehrter Herr Kollege, 13. Dezember 1932

ich bestätige den Erhalt Ihres Schreibens vom 12. Dezember, das dem zuständigen Gremium der Ärztekammer zum gegebenen Zeitpunkt zur Beratung vorgelegt werden wird.

Hochachtungsvoll
Der Registrator

Dann kam die Korrespondenz für einige Monate zum Erliegen. Am 11. April 1933 ging dann das folgende Schreiben bei Edward Bach ein:

Sehr geehrter Herr Kollege,

der zwischen uns im November des vergangenen Jahres hinsichtlich Ihrer am 24. November 1932 im *Northern Telegraph* erschienenen Annonce geführte Schriftwechsel hat dem Disziplinarausschuß der Ärztekammer, der am 10. d. M. zusammengetreten ist, vorgelegen.

Ich erhielt die Anweisung, Sie zu ersuchen, die Ihnen im Hinblick auf Ihren Verstoß gegen das Verbot der Patientenwerbung bereits zugegangene Verwarnung sehr ernst zu nehmen. Denn falls Sie noch einmal gegen diese Bestimmung verstoßen, werden Sie Ihr Verhalten persönlich vor dem Disziplinarausschuß zu vertreten haben.

Hochachtungsvoll
Der Registrator

Bach ließ dieses Schreiben ebenfalls unbeantwortet und vergaß die ganze Angelegenheit bis zum folgenden November, als er neuerlich einen Brief von der Ärztekammer erhielt:

Sehr geehrter Herr Kollege, 2. November 1933

ich bin vom Vorsitzenden des Disziplinarausschusses angewiesen worden, Sie darauf hinzuweisen, daß Ihre Antwort auf das vom Disziplinarausschuß der Kammer am 11. April 1933 an Sie gerichtete Schreiben noch immer aussteht.

Ich darf Sie deshalb noch einmal an die unserem letzten Schreiben beiliegende juristische Information erinnern und nachdrücklich auf Paragraph 6 (a) der Bestimmungen hinweisen, demzufolge es approbierten Ärzten strikt untersagt ist, Patienten anzuwerben. Im Falle eines Verstoßes gegen diese Bestimmung werden Sie Ihr Verhalten persönlich vor dem Disziplinarausschuß zu vertreten haben.

Eine weitere Kopie des genannten Informationsschreibens habe ich beigelegt, ebenso eine Kopie von Absatz 14 des Medical Act von 1858.

Gemäß diesen Bestimmungen obliegt es mir, von Ihnen Auskunft darüber zu erbitten, ob Sie Ihre ärztliche Tätigkeit eingestellt oder Ihren Wohnsitz gewechselt haben. Des weiteren möchte ich Sie darauf hinweisen, daß Ihr Name aus dem Ärzteregister gestrichen wird, sofern Sie den vorliegenden Brief nicht innerhalb der einschlägigen Frist beantworten.

Mit vorzüglicher Hochachtung
Der Registrator

Sehr geehrter Herr Kollege, 4. November 1933

ich beziehe mich auf Ihr Schreiben vom 2. November. Ich möchte darauf hinweisen, daß ich weiterhin meiner ärztlichen Tätigkeit nachgehe und auch eine Änderung meiner gegenwärtigen Anschrift nicht vorgesehen ist.

Mit freundlichen Grüßen
Edward Bach

Dieses war das vorläufige Ende der Korrespondenz, und erst 1936 – drei Jahre später – hatte Bach sich neuerlich mit der Ärztekammer auseinanderzusetzen.

Edward Bach war grundsätzlich ein furchtloser Mensch, insbesondere aber dann, wenn ihm auf seinem Arbeitsgebiet von irgendeiner Seite her Grenzen gesetzt oder Hindernisse in den Weg gelegt werden sollten. Wenn er davon überzeugt war, daß eine bestimmte Entdeckung für kranke Menschen von Nutzen sein könnte, konnte ihn nichts von seinem Weg abbringen: Weder ein drohender Statusverlust noch Einschüchterungsversuche, noch offener Unglaube, der ihm von seiten anderer entgegenschlug, konnten ihn daran hindern, für seine Ideen einzustehen und sie zu verbreiten.

Im Winter 1932/33 suchten ihn viele Patienten auf, die er ausschließlich mit seinen zwölf pflanzlichen Heilmitteln behandelte, wobei er sie entsprechend dem Seelenzustand des Kranken entweder als Einzel- oder als Kombinationsmittel verordnete.

Auch mit den Mitteln *Rock Rose, Water Violet und Gentian*, die er einige Monate zuvor entdeckt hatte, erzielte er sofort ausgezeichnete Erfolge, wie die nachfolgenden Krankenberichte belegen.

Eine etwa vierzigjährige Dame hatte seit drei Wochen unter diffusen Schmerzen im Unterleib gelitten. Die Drüsen in der Leistengegend, im Bereich der Achselhöhlen und am Hals waren zur gleichen Zeit rapide angeschwollen. Die nähere Untersuchung ergab Wucherungen fortgeschrittenen Stadiums im Unterleib. Das Blutbild deutete auf eine akute Leukämie hin. Die Prognose war alles andere als hoffnungsvoll.

Die Patientin wußte, daß sie unter einer bösartigen Krankheit litt. Sie befand sich deshalb in einem Zustand innerer Panik und überlegte schon insgeheim, wie sie am schmerzlosesten aus dem Leben scheiden könne.

Der äußerst ernste Zustand der Patientin sowie die Panik, unter der sie litt, ließen die Verordnung des Heilmittels Rock Rose ratsam erscheinen. Sie nahm das Mittel zehn Tage lang ein. Während dieser Zeit ließen die Unterleibsschmerzen allmählich nach, und auch die Schwellung der Drüsen ging zurück.

Damit änderte sich auch die Einstellung der Patientin. Die Besserung ihres Befindens erfüllte sie mit neuem Mut, und die finstere Todesfurcht wich allmählich von ihr. Aber jetzt hatte sie die stille Angst, ihre Zustandsbesserung sei zu schön, um wahr zu sein. Deshalb erhielt sie während der folgenden zwei Wochen Mimulusgaben. Nach Ablauf dieser Zeit war das Befinden der Patientin wieder völlig normal, und in den folgenden vier Jahren, das heißt seit 1932, ist es so geblieben.

Ein Junge von acht Jahren hatte sich einen Dorn in den großen Zeh des linken Fußes getreten. Zunächst hatte sich nur ein unbedeutender Abszeß gebildet, der rasch wieder verheilt war. Eine Woche später, an einem Sonntag, trat plötzlich im Lendenbereich eine schmerzhafte Drüsenschwellung auf. Da sich das Kind nicht wohl fühlte, wurde der Arzt gerufen, der strikte Bettruhe und heiße Umschläge verordnete.

Am Mittwoch der folgenden Woche verschlechterte sich plötzlich der Zustand des Kindes. Wieder wurde der Arzt gerufen. Er erklärte, er müsse das Kind ins Krankenhaus einweisen, da eine Operation unvermeidlich sei. Damit war der Vater nicht einverstanden. Der Arzt wollte das Risiko, den operativen Eingriff zu Hause durchzuführen, nicht eingehen.

Edward Bach wurde erstmals am Mittwoch abend um 20.00 Uhr zu dem Fall zugezogen. Er diagnostizierte nun im Leistenbereich einen Knoten von mehr als sechs Zentimetern Durchmesser. Die Haut war in diesem Bereich bläulichrot gefärbt, und das Kind hatte offensichtlich hohes Fieber und einen stark erhöhten Puls; seine Augen lagen tief in den Höhlen. Eine gefährliche Situation.

Der Jungen war ruhelos und gereizt und wollte beständig seine Mutter um sich haben. Da es sich um einen akuten Notfall handelte, wurde die Einnahme der folgenden drei Heilmittel verordnet: Agrimony gegen die Ruhelosigkeit, Chicory gegen die Gereiztheit und das übertriebene Bedürfnis nach Aufmerksamkeit und schließlich Rock Rose, weil die Situation hoch akut war. Diese Mittel wurden dem Kind nun in Abständen von dreißig Minuten verabreicht.

Um 22.00 Uhr fiel der Junge in den Zustand des Deliriums. Die Verabreichung der Mittel wurde fortgesetzt. Und um 3.00 Uhr früh schlief er für vier Stunden ein.

Am folgenden Morgen, einem Donnerstag, war eine leichte Besserung des Allgemeinbefindens festzustellen. Auch die Schwellung erschien nun weniger gerötet und war ein wenig zurückgegangen. In Anbetracht des delirischen Zustandes vom Vorabend wurde zusätzlich zu den drei übrigen Mitteln noch Clematis verordnet: das Kind erhielt den ganzen Tag über Gaben dieser Mittelkombination.

Am Donnerstag abend war eine deutliche Verbesserung des Allgemeinbefindens zu konstatieren. In der folgenden Nacht fiel der Junge in einen zehnstündigen, friedlichen Schlaf. Am Freitag morgen wiederum eine deutliche Zustandsbesserung – und zwar allgemein und lokal.

Da die akute Panik und die Gereiztheit vorbei waren, wurden Rock Rose und Chicory abgesetzt. Das Kind war aber noch immer ruhelos, stark geschwächt und verzagt. Deshalb erhielt es weiterhin Agrimony; zur Behebung des Schwächezustandes verordnete Bach nun Centaury und gegen die Verzagtheit Gentian.

Am Samstag morgen hatte sich der Zustand des Jungen nahezu normalisiert. Nur eine gewisse Ruhelosigkeit und Schwäche waren geblieben; deshalb wurden weitere Agrimony- und Centaurygaben verordnet.

Den Sonntag verbrachte das Kind bereits wieder im Freien. Am Montag ließ es in den Dünen einen Drachen steigen.

Ein achtunddreißigjähriger Mann hatte seit fünf Wochen unter äußerst schmerzhaften Rheumaanfällen gelitten. Als Edward Bach ihn erstmals untersuchte, waren sämtliche Gelenke seines Körpers angeschwollen und berührungsempfindlich. Er litt unter außerordentlichen Schmerzen, wälzte sich qualvoll auf dem Bett hin und her und konnte keinen Augenblick Ruhe finden.

Während der folgenden zwanzig Stunden erhielt er stündlich eine Agrimonygabe. Danach war eine deutliche Zustandsbesserung zu konstatieren. Bis auf ein Schultergelenk waren alle übrigen Gelenke schmerz- und schwellungsfrei. Der Patient war nun ruhiger und weniger besorgt. Er erhielt weitere sechs Stunden lang alle sechzig Minuten eine Agrimonygabe und schlief anschließend vier Stunden lang. Als er wieder erwachte, war er völlig schmerzfrei.

Im nächsten Stadium litt er unter Angstgefühlen: Er fürchtete, die Schmerzen könnten zurückkehren und er werde, falls er sich bewege, einen Rückfall erleiden. Wegen dieser Indikationen wurde nun Mimulus verordnet. Am nächsten Tag stand der Mann auf, kleidete sich an und konnte sich bereits wieder selbst rasieren.

Aber trotz dieser erfreulichen Entwicklung fühlte sich der Patient depressiv, mutlos und niedergeschlagen. Zur Harmonisierung dieser Mißstimmung erhielt er nun Gentian. Und nur drei Tage, nach seiner ersten Einnahme von Agrimony, war der Mann wieder ganz der alte. Er ging ins Kino und suchte anschließend noch das Wirtshaus auf.

Eines Tages wurde Edward Bach zu einer Dame gerufen, die seit zwei Jahren unter akuten Rheumatismusanfällen litt und diese ganze Zeit entweder in Pflegeheimen oder Krankenhäusern zugebracht hatte. Als er sie aufsuchte, zeigte sie ihm ihre völlig steifen und schmerzenden Hände. Ihre Fußgelenke waren auf das Doppelte ihres normalen Umfangs angeschwollen. Die Patientin war nur mit Mühe imstande, überhaupt zu gehen. Außerdem hatte sie Schmerzen im Bereich der Schultern, des Nackens und des Rükkens.

Die Dame war ein ruhiger, eher ausgeglichener Typ von äußerster Liebenswürdigkeit und trug ihr schweres Geschick mit großer Geduld und Tapferkeit. Ein klarer Fall von Water Violet. Nachdem sie das Mittel zwei Wochen lang eingenommen hatte, trat eine spürbare Besserung ihres Befindens ein.

Vier Wochen später war die Patientin imstande, ohne fremde Unterstützung zwei Meilen weit zu gehen. Dabei fühlte sie sich allerdings noch ein wenig unsicher auf ihren Beinen. Aus diesem Grunde erhielt sie im folgenden Tagesgaben von Scleranthus. Danach traten Symptome der Ungeduld auf. Die Patientin wollte unbedingt nach Hause zurückkehren und sich wieder selbst versorgen, was auf Impatiens hindeutete.

Nach Ablauf von acht Monaten konnte die Patientin vier Meilen weit zu Fuß gehen und ihre Hände wieder voll gebrauchen. Sie hatte keine Schmerzen mehr. Bis auf eine leichte Versteifung und Schwellung des rechten Fußgelenkes war sie völlig geheilt.

Die Niederschrift der Broschüre *Die zwölf Heiler*

Jetzt, da er die für die Heilung der zwölf wichtigsten Persönlichkeitstypen geeigneten Mittel gefunden und ihre Wirkung nachgewiesen hatte, war Bach in Gedanken bereits mit einer Serie weiterer Heilmittel befaßt. Er entschloß sich deshalb, eine Zeitlang aus Cromer und von seinen Patienten, die einen großen Teil seiner Zeit in Anspruch nahmen, fortzugehen, um seine Forschungen anderswo ungestört fortzusetzen.

Er verließ Cromer im Januar 1933 und fuhr zunächst nach Eastbourne, anschließend nach Marlow an der Themse, wo er mehrere Wochen verbrachte.

Erst hier gelang es ihm, sich ernsthaft mit den Persönlichkeitstypen und Seelenzuständen zu befassen, für die es die nächste Serie von Heilmitteln zu finden galt; denn er hatte keine Anschrift hinterlassen, und niemand kannte seinen derzeitigen Aufenthaltsort.

Soviel wußte er schon: die nächste Serie von Heilmitteln sollte auf Seelenzustände abgestellt sein, die hartnäckiger und chronischer wären als die Seelenzustände der ersten Gruppe. Sie sollte für jene Menschen bestimmt sein, die in dem Glauben leben, daß nichts mehr für sie getan werden könne, und deshalb jede Hoffnung aufgegeben haben oder aber sich mit Mühe und Not durchs Leben quälen, in der Meinung, sie müßten sich mit ihren Schwierigkeiten abfinden und sich den Umständen anpassen und dabei ihre Individualität mehr und mehr verlieren. Mit jenen neuen Mitteln also hoffte Edward Bach all jenen helfen zu können, die bereits so lange Zeit krank waren, daß ihre Reizbarkeit, ihre Hoffnungslosigkeit und ihre Überbesorgtheit gleichsam zu einem Bestandteil ihres Wesens geworden waren.

Bach fühlte, daß nur besonders kraftvolle Heilmittel diesen Zweck erfüllen konnten, und wußte intuitiv, daß er solche Heilenergien nur in den Blüten von Pflanzen, Sträuchern und Bäumen finden werde, die in großer Anzahl auf sehr engem Raum zusammenwachsen und das menschliche Auge durch ihre Großartigkeit, Farbenpracht und Schönheit beeindrucken. Er war davon überzeugt: Nur die in solchen Pflanzen angesammelte geballte Wirkkraft könnte die stimulierende Form von Energie freisetzen, um Kranke aus ihrer chronischen Resignation wachzurütteln oder hochzureißen, die ihnen gleichsam schon fast zur zweiten Natur geworden ist.

Bach entdeckte das erste Heilmittel dieser neuen Serie schon recht bald in den Blüten des Stechginsters (*Gorse*), der in großen Mengen auf Weiden und an Hängen wächst. Seine unzähligen gelbleuchtenden Blüten erfüllen die Luft im Frühling und Frühsommer mit einem geradezu betäubenden Duft. Bach präparierte sie mit Hilfe der Sonnenmethode. Er pflückte sowohl von den am Rande des betreffenden Ginsterfeldes als auch von den innen wachsenden Büschen einige Blüten und erhielt so die konzentrierte Wirkkraft der gesamten Pflanzengruppe.

Gorse bringt all jenen Menschen Heilung, die schon so lange krank sind, daß sie jede Hoffnung auf Genesung aufgegeben haben und nur noch durch gutes Zureden von dritter Seite dazu zu bewegen sind, noch einmal zu versuchen, etwas gegen ihr Leiden zu unternehmen.

Er hatte das Heilmittel erstmals kurz vor Ostern zubereitet, und danach blieb ihm für seine Forschungen kaum mehr Zeit. Sein Aufenthalt war bekannt geworden, und seitdem riß der Strom der Patienten, die ihn um Hilfe baten oder seinen Rat suchten, nicht mehr ab. In den wenigen Mußestunden, die ihm zwischen der Erledigung seiner umfangreichen Korrespondenz und der Krankenbehandlung noch verblieb, verfaßte er das Manuskript zu seinem Büchlein *Die zwölf Heiler*. Hierin beschrieb er seine erste Pflanzenmittelserie und die zwölf korrespondierenden Seelenzustände und erläuterte ihre Zubereitung, Dosierung und Anwendung.

Er ließ das Manuskript an seinem Wohnort als Broschüre drukken und entschloß sich, das kleine Heftchen für zwei Penny das Stück zu verkaufen, damit jedermann es sich leisten und von der segensreichen Wirkung der pflanzlichen Heilmittel profitieren könne. Er hoffte, auf diese Weise wenigstens die anfallenden Druckkosten zu decken, denn er verfügte – wie üblich – nur über eine geringe Barschaft. Aber diese Erwartung erfüllte sich nicht, da er die Broschüre zwar auf Wunsch in alle Himmelsrichtungen versandte, allerdings regelmäßig vergaß, die zwei Penny in Rechnung zu stellen.

Das nächste Heilmittel seiner neuen Serie entdeckte er in den winzigen weiblichen Blüten der Eiche (*Oak*), deren Wirkstoffe insbesondere die Krankheiten solcher Menschen heilen, die allen Widerständen zum Trotz weiterkämpfen, niemals die Hoffnung aufgeben und in ihren Bemühungen unter gar keinen Umständen nachlassen. Es handelt sich dabei also um einen Seelenzustand, der das genaue Gegenteil der im Gorse-Typus vorherrschenden hoffnungslosen und resignativen emotionalen Grundbefindlichkeit darstellt.

Bach entschloß sich, dieses Heilmittel aus den Blüten der Eichen herzustellen, die in der Umgebung von Cromer wuchsen. So kehrte er im April 1933 in das kleine Städtchen zurück und blieb dort bis zum Februar des folgenden Jahres.

Während dieser Monate entdeckte er wiederum vier Heilpflanzen, die er unter der Bezeichnung »die vier Helfer« zu einer weiteren Serie zusammenfaßte.

Im Mai bereitete er mit Hilfe der Sonnenmethode das Heilmittel *Oak*. Die Blüten stammten von einer großen Gruppe von Eichen, die auf dem Gelände einer ehemaligen römischen Siedlung in Felbrigg nahe Cromer wuchsen.

Erst im Herbst dieses Jahres fand er die beiden zur Vervollständigung der Serie noch fehlenden Mittel – *Heather* und *Rock Water*. Während der Sommermonate behandelte er Patienten, sammelte weitere Wirkungsnachweise und befaßte sich mit der genauen Beschreibung der Persönlichkeitstypen, für deren Behandlung die beiden Mittel der Serie bestimmt sein sollten.

Zu dieser Zeit wurden die von Bach entdeckten Pflanzenheilmittel sowohl in England als auch im Ausland schon von vielen Menschen mit außerordentlichem Erfolg verwendet. Das bestätigte Bach in der Entscheidung, daß es richtig gewesen war, seine Entdeckungen sowohl in der allgemeinen Öffentlichkeit als auch in Fachkreisen bekannt zu machen.

Die Einfachheit der Methode, die absolute Unbedenklichkeit der Mittel in Verbindung mit ihrer großen Heilwirkung sprach besonders die zahllosen chronisch kranken Menschen an, die auf ihrer Suche nach Genesung schon soviel Zeit und Geld vergeudet hatten.

Es war Edward Bachs Anliegen, möglichst viele Menschen in den Genuß dieser Mittel kommen zu lassen. Deshalb hatte er zwei großen Londoner Apotheken jeweils einen ganzen Satz der Urtinkturen geschickt. Er hatte um keinerlei Gegenleistung gebeten, sondern sich nur ausbedungen, daß die Mittel so preiswert wie möglich in der Öffentlichkeit verkauft werden sollten.

Als nächstes suchte Bach ein Heilmittel für all jene, die nicht allein sein wollten und nur in Gesellschaft anderer Menschen glücklich sein können. Menschen dieses Persönlichkeitstyps reden gerne viel und neigen dazu, mit jedem, der gerade da ist, über ihre Beschwerden und ihre sonstigen Angelegenheiten zu sprechen.

Eines Tages fragte er eine Dame, für die diese Merkmale charakteristisch waren, welcher Baum oder welche Pflanze ihr am besten gefalle. Sie antwortete ohne zu zögern: »Wenn das Heidekraut in voller Blüte steht, das nimmt mir fast den Atem. – Ich könnte alles um mich vergessen und nur noch dastehen und gucken...«

Bach befaßte sich nun intensiv mit den Heilqualitäten des schottischen Heidekrautes und stellte fest, daß es tatsächlich die Kraft besitzt, diesem Menschentyp zu helfen. Deshalb machte er eine Stippvisite nach Wales und präparierte ganz in der Nähe des Ortes, wo er seine beiden ersten Heilpflanzen – Mimulus und Impatiens – entdeckt hatte, das Heilmittel *Heather* nach der Sonnenmethode.

Etwa zur gleichen Zeit fand er auch das vierte Mittel der neuen Serie: *Rock Water*. Er entnahm es einem alten, in Vergessenheit geratenen Brunnen, dessen Wasser in früheren Zeiten für seine Heilkräfte bekannt gewesen war.

Rock Water erkannte er als geeignet für all jene Menschen, deren hohe Ideale und unumstößliche Prinzipien sie dazu veranlassen, sich vieles zu versagen, was für ihre Gesundheit und ihr Wohlbefinden eigentlich notwendig wäre.

Mit diesen beiden neuen Heiltinkturen ausgestattet, kehrte Bach nach Cromer zurück und konnte mit ihrer Hilfe sofort eine Reihe von Patienten heilen, die bis dahin auf keine Behandlung reagiert hatten.

Einer dieser Patienten war eine dreißigjährige Dame, die schon seit vielen Jahren an Asthma litt. Als Bach sie zum ersten Mal sah, hatte sie gerade einen Nervenzusammenbruch hinter sich. Sie war sehr niedergeschlagen und glaubte weder an eine Heilung ihres Asthmas noch an eine Besserung ihres Allgemeinbefindens. Außerdem befürchtete sie, bald ohne finanzielle Mittel dazustehen, weil sie aus Gesundheitsgründen ihrem Beruf wohl kaum mehr lange nachgehen könne.

Ihre völlige Niedergeschlagenheit ließ die Verabreichung von *Gorse*, ihre Angst vor dem Verlust der Arbeitsstelle *Mimulus* angeraten erscheinen. Am 22. April 1933 erhielt sie das erste Fläschchen einer Mischung dieser beiden Heilmittel. Schon nach einigen Tagen war eine leichte Besserung ihres körperlichen und seelischen Befindens zu konstatieren. Die gleichen Mittel wurden am 15. Mai wiederholt, und auch diesmal war eine Zustandsbesserung die Folge. Sie fühlte sich jetzt stark genug, ihre Tätigkeit wieder aufzunehmen, schlief und aß besser, und das Atmen fiel ihr leichter. Weitere schwere Asthmaanfälle traten nicht mehr auf.

Während der folgenden Wochen wechselte ihr seelisches Befinden jedoch ständig: An dem einen Tag fühlte sie sich wesentlich besser, am nächsten Tag indes war sie wieder völlig niedergeschlagen und hatte jegliches Interesse an ihrer Arbeit verloren. Für diese Symptomatik erhielt sie am 25. Mai Gorse-, Scleranthus- und Clematisgaben: Scleranthus wegen ihres Mangels an innerem Gleichgewicht und Clematis, um ihr Interesse wieder zu erwecken. Diese Medikation wurde bis Ende Juni fortgesetzt. Nun endlich fühlte sie sich wirklich wohl; auch erlitt sie zwischen dem 25. Mai und Ende Juni keinen einzigen Asthmaanfall.

Erst im Dezember desselben Jahres hatte sie neuerlich einen Asthmaanfall und erhielt ein weiteres Fläschchen der genannten Mischung. Ihr Allgemeinbefinden war jedoch in der Zwischenzeit durchgehend gut gewesen, und sie war regelmäßig ihrer Arbeit nachgegangen.

Eine junge Frau von zweiundzwanzig Jahren litt ständig unter Schmerzen und Ermüdungserscheinungen in den Füßen und hatte bisher keine Hilfe gefunden. Von Berufs wegen mußte sie viel stehen und herumlaufen. Sie war in deprimierter und hoffnungsloser seelischer Verfassung, da anscheinend nichts ihren Schmerz lindern konnte. Weder an ihrer Arbeit noch am Leben überhaupt empfand sie die geringste Freude.

Sie erhielt eine Gorse-Clematismischung zur oralen Anwendung und eine aus den gleichen Wirkstoffen hergestellte Lotion, in der sie regelmäßig ihre Füße baden sollte. Das verschaffte ihr innerhalb weniger Tage erhebliche Erleichterung. Daraufhin erhielt sie weitere Gaben der gleichen Mittel, und schon bald waren ihre Fußschmerzen völlig verschwunden und kehrten niemals wieder.

Ein vierzigjähriger Mann hatte eine unschöne Warze auf der Stirn, die ihn in seinem Wohlbefinden stark beeinträchtigte. Er war ein jovialer Typ und fühlte sich am wohlsten im Kreise seiner Kameraden, mit denen er sich über Gott und die Welt, aber auch über sein gesundheitliches Befinden unterhalten konnte. Diese emotionale Grundhaltung ließ die Verordnung von Heather sinnvoll erscheinen. Edward Bach verschrieb ihm dieses Mittel in Form einer Lotion. Drei Wochen nach Behandlungsbeginn war die Warze völlig verschwunden, ohne daß auch nur die geringste Narbe auf der Stirn zurückgeblieben war.

Eine Dame mittleren Alters litt immer wieder unter außerordentlich stark depressiven Zuständen, die allmählich ihre Gesundheit untergruben. Sie hatte Schlafstörungen, litt unter Appetitmangel und verlor rasch an Gewicht. Sie unternahm alle nur denkbaren Anstrengungen, um wieder gesund zu werden, kämpfte gegen ihre Apathie und Niedergeschlagenheit an und versuchte, ihre Schwierigkeiten in der Arbeit zu vergessen. Sie war sehr streng mit sich selbst, gestattete sich kaum ein persönliches Vergnügen und hatte sehr strikte Ideale und Prinzipien.

Die Anstrengungen, die sie unternahm, um wieder gesund zu werden und ihre Schwierigkeiten zu überwinden, sprachen eindeutig für die Verordnung von *Oak*. Die Apathie und die Interesselosigkeit, unter denen sie während ihrer depressiven Zustände litt, ließen an Clematis denken, und ihre strikten Ideale sowie ihre Rigidität deuteten auf Rock-Water.

Die Patientin war begeistert über die Wirkung des ersten Fläschchens dieser drei Mittel. Die depressiven Zustände traten seltener auf und ließen sich leichter abschütteln. Sie fühlte sich körperlich stärker und aß und schlief besser.

Während der folgenden zwei Monate wurde diese Mischung noch dreimal wiederholt, und nach Ablauf dieses Zeitraumes betrachtete sie sich als geheilt. Sie war fröhlich und ging mit Interesse ihrem Beruf nach, aß und schlief normal und fand Freude an einfachen Vergnügungen, die sie sich bis dahin versagt hatte.

Eine weitere Patientin von Edward Bach war eine ältere Dame, die schon lange an einer tuberkulösen Infektion der Hüftgelenke litt. Die Ärzte hatten ihr kaum Hoffnung auf Genesung gemacht und ihr geraten, sich nicht einmal im Bett aufzusetzen, da dies schwerwiegende Nachwirkungen zur Folge haben könne.

Sie hatte ein fröhliches Temperament und ließ sich von ihrem schweren Leiden nicht unterkriegen. Da sie jedoch eine äußerst aktive und ruhelose Frau war, stellten ihre Hilflosigkeit und Untätigkeit ihre Geduld auf eine harte Probe.

Die Fröhlichkeit, hinter der sie ihre Schmerzen und körperlichen Qualen verbarg, ließ die Verordnung von Agrimony empfehlenswert erscheinen, und ihre Ungeduld indizierte die Anwendung des Mittels Impatiens. Sie erhielt erstmals Anfang 1933 Gaben dieser beiden Heilmittel.

Bereits einige Tage später ließen ihre Schmerzen nach, und nach drei Wochen – sie hatte die Medikamente in der Zwischenzeit weiterhin regelmäßig eingenommen – verspürte sie überhaupt keine Schmerzen mehr. Sie fühlte sich nun stärker, und ihre Schmerzfreiheit gestattete es ihr, wieder normal zu schlafen und zu ruhen.

Dann erlitt sie einen leichten Rückfall, und die Schmerzen kehrten wieder. Dadurch wurde sie mutlos und verlor völlig die Hoffnung auf eine dauerhafte Genesung. Dieser Zustand der Hoffnungslosigkeit ließ Gorse angezeigt erscheinen. Sie nahm dieses Mittel zwei Wochen lang regelmäßig ein. Danach besserte sich ihr Zustand wieder: Ihre Schmerzen ließen nach, und sie fühlte sich stark genug, um sich im Bett aufzusetzen, was sie von nun an Tag für Tag jeweils ein wenig länger praktizierte.

Ihre Zustandsbesserung setzte solche Kräfte in ihr frei, daß sie alles daransetzte, gesund zu werden; auch hielt sie alle Gedanken des Zweifels und der Mutlosigkeit von sich fern. Bach verordnete ihr dann das Mittel Oak. Dieses nahm sie etwa drei Monate lang ein, bis sie sich im August 1933 soweit erholt hatte, daß sie das Bett verlassen und mit Hilfe von zwei Stöcken in ihrem Zimmer umhergehen konnte.

Die Oakgaben wurden so lange fortgesetzt, bis sie im Oktober schließlich kurze Entfernungen im Freien gehend zurücklegen konnte. Das Gehen bereitete ihr nur geringe Beschwerden, und sie war innerlich mit sich zufrieden und glücklich.

Dann verlor Bach die Patientin leider aus den Augen. Als er sie jedoch zum letzten Mal sah, war sie nicht mehr eine ans Bett gefesselte, leidende Invalidin, sondern konnte sich allein waschen und ankleiden und relativ beschwerdefrei umhergehen.

Die Entdeckung der Heilmittel *Oat*, *Olive* und *Vine*

Bach hatte nun von den Arzneien der neuen Serie die ersten vier Heilsubstanzen entdeckt und zubereitet, nämlich: Gorse, Oak, Heather und Rock Water. Und obwohl er inzwischen wußte, daß er zur Vervollständigung der Serie noch drei weitere Heilpflanzen brauchte, beschloß er, zunächst seine bisherigen Ergebnisse zu veröffentlichen und eine detaillierte Beschreibung der Zubereitung und Anwendung der ersten zwölf und der zuletzt entdeckten drei Heilmittel vorzulegen.

Er machte sich deshalb daran, das Manuskript zu dem Buch *Die zwölf Heiler und die vier Helfer* niederzuschreiben, das in seiner vorliegenden Form erstmals im Jahre 1933 erschien.

Außerdem hatte er bereits genaue Überlegungen hinsichtlich der Persönlichkeitstypen und der Seelenzustände angestellt, für deren Heilung die drei noch ausstehenden Arzneien bestimmt sein sollten. Er war sich auch schon darüber im klaren, welche Bäume und Pflanzen diesen Zweck erfüllen konnten.

Für Menschen, denen es an Zielbestimmtheit und an dem Streben mangelt, wieder gesund zu werden und ihr Leben voll auszuleben, suchte er ein Mittel, das sie anregt, in sich klar umrissene und bewußte Wünsche zu entwickeln. Da er aufgrund seines tiefen Wissens um die menschliche Natur und infolge seiner eigenen Erfahrung zu der Überzeugung gelangt war, daß ein eindeutiger Lebenszweck, ein lebhaftes Interesse an einer Aufgabe oder Sache und eine uneingeschränkte Lebensbejahung für das Glück und das Wohlbefinden des Menschen unerläßlich sind, maß er diesem Heilmittel besondere Bedeutung bei.

Er wußte, daß viele Menschen freudlos dahinleben, sich langweilen, einer monotonen Beschäftigung nachgehen, in einer Art Schlafzustand dahindämmern und nur mechanisch und abgestumpft ihren beruflichen Verpflichtungen nachkommen. Und es war ihm klar, daß diese emotionale Haltung irgendwann im Leben dieser Menschen ihren gesundheitlichen Tribut fordert und sie ihrer Vitalität und Kraft beraubt.

Er sah diesen Mangel an Interesse und Lebensbejahung nicht nur bei älteren, sondern auch schon bei jungen Menschen; bei all jenen, die zunächst klare Vorstellungen von ihrem Lebensziel haben und auch sicher sind, dieses zu erreichen, dann jedoch auf Nebengeleise geraten, nicht mehr genau wissen, was sie wollen, und die sich schließlich von anderen Menschen oder den Umständen in eine Lebensform hineinmanövrieren lassen, die ihren Vorstellungen nicht im mindesten entspricht.

Diesem Menschentyp fehlt es im Krankheitsfall an einem Ziel, das interessant genug wäre, den Wunsch nach Genesung aufkommen zu lassen. Und ihr mangelnder Kooperations- und Gesundungswille wiederum stellt ein großes Hindernis auf dem Weg ihrer Gesundung dar. Edward Bach war sich bewußt, daß es bislang nichts gab, was diesen Menschen helfen könnte.

Er hatte jedoch zu diesem Zeitpunkt bereits die Pflanze entdeckt, deren Wirkkräfte den beschriebenen Seelenzustand harmonisieren können, nämlich die Waldtrespe (*Wild Oat*).

Das zweite Heilmittel, nach dem er suchte, war für jene Menschen bestimmt, die ihr Leben zwar voll ausleben, infolge ihrer vielfältigen positiven und negativen Erfahrungen jedoch irgendwann einmal so erschöpft sind, daß sie keine Kraft mehr haben, weiterzumachen. Bach fand heraus, daß in der Blüte des Olivenbaumes (*Olive*) das Leben, die Wärme und die Kraft enthalten sind, die solche Menschen brauchen, um ihre Energie und Gesundheit wiederzuerlangen. Schließlich war noch ein Heilmittel für solche Menschen vonnöten, die sehr fähig sind, ihre Ziele genau kennen und sie auch erreichen, die viele Erfahrungen gesammelt haben und in schöner Selbstsicherheit andere dazu bringen wollen, sich nach ihren Vorstellungen zu richten. Das Heilmittel für diesen Persönlichkeitstyp fand Bach in der Blüte der Weinrebe (*Grape Vine*).

Um die Heilenergien der Oliven- und Weinblüte in der natürlichen Umgebung dieser Pflanzen zu gewinnen, bat Bach Freunde in Italien und in der Schweiz, die Blüten nach der Sonnenmethode für ihn zu präparieren.

Einige Zeit später erhielt er aus der Schweiz die Blütentinktur Vine und aus Italien die Tinkturen Vine und Olive.

Die letzte noch verbliebene Pflanze, die Waldtrespe (*Wild Oat*), entdeckte er im April des folgenden Jahres, als er von Cromer aus in das kleine Dorf Sotwell in der Grafschaft Berkshire gezogen war. Die Waldtrespe wuchs dort überall in den Hecken, von denen die Dorfstraßen gesäumt waren. An einem wolkenlosen Tag im Mai bereitete er aus den Blüten dieses Hafergrases das Heilmittel Wild Oat.

Den restlichen Winter des Jahres 1933 und den Anfang des Frühlings von 1934 verbrachte Bach in Cromer. Er behandelte Patienten und sammelte Erfahrungen mit seinen neuen Heilmitteln.

Während dieser Zeit entwickelte er aus drei verschiedenen seiner Heilmittel ein Kombinationspräparat zur Anwendung in akuten Notfällen, etwa bei Unfällen, Schockerlebnissen, Bewußtlosigkeit, starken Schmerzen, großer Furcht oder Panik. Er nannte es *Rescue Remedy* (Notfalltropfen) und trug ein Fläschchen dieser Mischung stets in seiner Tasche.

Die drei in Rescue enthaltenen Wirkstoffe sind: Rock Rose, Clematis und Impatiens. Rock Rose bietet Hilfe in akuten Notfällen, bei Panikzuständen und in Gefahrensituationen; Clematis wirkt Ohnmachts- und Schwächezuständen und tiefer Bewußtlosigkeit entgegen; Impatiens schließlich löst seelische Verspannungen und Widerstände auf, die andernfalls zu körperlichen Krämpfen und Schmerzen führen können.

Später fügte Bach diesen drei Mitteln noch zwei weitere hinzu; er vergaß nie die unschätzbaren Dienste, die ihm schon diese ersten drei immer wieder geleistet hatten, wenn er in einer kritischen Situation einmal keine anderen Arzneien zur Hand gehabt hatte.

Einmal wurde ein Mann, der bei einem fürchterlichen Sturm – an den Mast eines gesunkenen Frachtschiffes gebunden – im aufgewühlten Meer umhergetrieben war, von einem Rettungsboot an Land gebracht. Er delirierte, hatte Schaum vor dem Mund, war völlig entkräftet und schon fast erfroren; niemand gab ihm noch eine Überlebenschance.

Während der Mann vom Strand aus zu einem nahen Haus getragen wurde, feuchtete Bach die Lippen des Schiffbrüchigen wiederholt mit Rescue-Remedy an. Und noch bevor man ihn entkleidet und ihn in warme Decken gewickelt hatte, richtete er sich bereits bei vollem Bewußtsein auf der Tragbahre auf und bat um eine Zigarette. Man brachte ihn ins Krankenhaus, aber bereits nach einigen Tagen der Ruhe hatte er sich vollständig erholt.

Nachdem er die drei zuletzt genannten Heilpflanzen entdeckt hatte, wußte Edard Bach, daß er seine Forschungsziele wenigstens vorläufig erreicht hatte. Er hatte seine neue Behandlungsmethode vervollkommnet und verfügte nun über neunzehn Pflanzenmittel von großer Wirkkraft. Er hatte den Eindruck, es sei nun an der Zeit, sich irgendwo in der Nähe Londons auf dem Land niederzulassen, eine Praxis zu eröffnen und all jenen, die ihn bedrängt hatten, sich wieder in der Hauptstadt niederzulassen, seinen neuen Wohnort mitzuteilen.

Während der vergangenen vier Jahre war er ständig umgezogen und immer nur so kurz an einem Ort geblieben, daß viele seiner alten Freunde und Patienten den Kontakt zu ihm verloren und Briefe ihn gar nicht oder erst mit großer Verspätung erreicht hatten.

Er wünschte sich auch, wieder in engeren Kontakt zu seinen medizinischen Fachkollegen zu treten und diese zur Anwendung der neuen Heilmittel und Methoden der Diagnose zu ermutigen. Einige seiner unverbrüchlich loyalen Freunde unter den Ärztekollegen benutzten bereits Edward Bachs Heilmittel und erzielten ausgezeichnete Ergebnisse. Aber die Mehrzahl von ihnen – auch wenn sie ihn wegen seiner bakteriologischen Arbeiten als genial bezeichneten – konnten sich mit seinen veränderten Theorien und Methoden nur schwer befreunden; sie waren noch nicht fähig, Bachs Genie als Kräuterkundiger – ein Ausdruck, mit dem er sich selbst gern bezeichnete – zu erkennen.

Bach hoffte, er werde sie davon überzeugen, daß seine jüngsten Entdeckungen von weit größerer Bedeutung seien. Er wollte ihnen beweisen, daß selbst im schulmedizinischen Sinne unheilbare und hoffnungslose Leiden mit Hilfe seiner Pflanzenmittel zu heilen seien und daß er trotz seiner reichen Erfahrung auf vielen Gebieten der Medizin keine andere therapeutische Richtung kennengelernt habe, welche die gleichen Heilungserfolge aufweisen könne.

Seine Patienten gewannen nicht nur ihr körperliches Wohlbefinden zurück, sondern darüber hinaus auch Interesse und ihre Freude am Leben. Immer wieder kamen Menschen zu ihm und erklärten: »Ich weiß nicht, was Sie mir gegeben haben, aber ich fühle mich so wohl in meiner Haut. Alle meine Ängste und Kümmernisse sind abgefallen, und das Leben erscheint mir wieder lebenswert.«

Eine Patientin, die wegen eines hartnäckigen Gesichts- und Halsausschlages jahrelang einen Schleier getragen hatte, kam eines Tages auf ihn zu und erklärte freudestrahlend: »Sie haben mir die Freiheit zurückgegeben. Ich bin gerade unterwegs, um mir das schönste dekolletierte Abendkleid zu kaufen, das ich finden kann.«

Bach war auch entschlossen, sein heilkundliches Wissen in der breiten Öffentlichkeit noch weiter bekanntzumachen. Denn schon jetzt benutzten immer mehr Menschen aller Klassen und Berufe – nicht nur in England, sondern auch in anderen Ländern – Edward

Bachs Blütenheilmittel und erzielten damit ebensogute Erfolge wie er selbst.

Diese Tatsache erfüllte ihn mit Genugtuung, und nicht nur einmal wies Bach darauf hin, daß er die medizinischen Laien beneide, weil sie tatsächlich die besseren Behandler seien als er selbst. Denn Laien können sich ganz und gar auf die in ihren Patienten vorherrschenden Stimmungen und negativen Seelenzustände konzentrieren; sie werden durch keinerlei Wissen um das Wesen der organischen Krankheiten in Konflikt gebracht. Bach selbst indessen fand es mitunter aufgrund seiner langjährigen medizinischen und wissenschaftlichen Erfahrungen schwierig, Gedanken über möglicherweise auftauchende Komplikationen oder die Gefährlichkeit der betreffenden Krankheit ganz aus seinem Denken zu verbannen. Er mußte sich immer wieder bemühen, sich bei der Diagnose durch die organischen Symptome des Patienten nicht den Blick auf das Wesentliche, nämlich dessen seelische Haltung, verstellen zu lassen.

Es wird vielleicht manchem verständlich sein, daß ein Mann, der sich so intensiv mit allen anerkannten Behandlungsmethoden der wissenschaftlichen Medizin auseinandergesetzt hat, ganz außergewöhnlichen Mut und tiefes Vertrauen in seine Überzeugungen haben mußte, um schwere akute Krankheitserscheinungen ausschließlich mit einfachen Pflanzen zu behandeln.

Aber wieviel Mut und Glauben Bach in den frühen Stadien seiner Forschung aufbringen mußte, um solche Krankheitsfälle nach seiner neuen Methode zu behandeln, wird wohl niemand ganz ermessen können. Doch eben dieser Mut und diese Glaubenskraft befähigten ihn schließlich, den Wert seiner Entdeckungen schlüssig nachzuweisen.

(1930–1934) Cromer

Die Monate, die Bach während der vergangenen fünf Jahre in Cromer verbracht hatte, waren für ihn eine sehr glückliche und befriedigende Zeit gewesen. Den größten Teil seiner Forschungsarbeit hatte er dort durchgeführt. Ebenso hatte die Entdeckung und Zubereitung von acht seiner neunzehn Heilmittel dort stattgefunden, wie auch die Ausarbeitung der Grundsätze seines neuen heilkundlichen Systems. Die ruhigen Wintermonate am Meer, das Leben in der frischen Luft, die Abwesenheit von Störungen, Lärm und Menschenmengen hatten ihn mit Dankbarkeit erfüllt und in die Lage versetzt, sich vollständig seiner Arbeit zu widmen. Unzählige Stunden lang hatte er die Landschaft dieser Gegend durchstreift oder war tief in Gedanken versunken am Strand des Meeres entlanggewandert. Er fühlte sich nun glücklicher und gesunder als je zuvor in seinem Leben.

Er liebte das Meer und alles, was dazu in Beziehung stand. Er wurde niemals müde, den Fischern bei ihrer Arbeit zuzusehen und ihnen zur Hand zu gehen, wenn sie ihre Boote auf den Strand zogen. Da seine eigene intuitive Begabung sehr ausgeprägt war, bewunderte er diese Eigenschaft um so mehr an den Menschen, die vom Meer und mit dem Meer lebten; denn sie verließen sich bei ihrer schweren Arbeit vollkommen auf ihr inneres Wissen und hatten ein untrügliches Gespür dafür, wann sie ihre Leinen und Netze auswerfen und ihre Krabbenkörbe zu Wasser lassen mußten. Einige von ihnen fuhren intuitiv jeweils schnurstracks in jenes – oftmals Meilen entfernt gelegene – Seegebiet, wo die größten Fischschwärme anzutreffen waren.

Bachs eigene Intuition hatte sich inzwischen soweit entwickelt, daß er bisweilen zukünftige Geschehnisse voraussagen konnte. So warnte er einmal die Fischer vor einem Sturm und nannte drei Wochen im voraus genau den Tag, an dem das Unwetter heraufziehen werde. Er riet den Fischern eindringlich, an dem bezeichneten Tag ihre Boote möglichst weit den Strand hinaufzuziehen und ihre Krabbenkörbe und Netze in Sicherheit zu bringen.

An dem von ihm vorausgesagten Tag brach ein gewaltiges Unwetter los. Die Fischer, die sich seine Warnung zu Herzen genommen hatten, konnten das Ende des Sturmes in aller Ruhe abwarten, die anderen hingegen waren während einiger sorgenvoller Stunden damit beschäftigt, ihre Boote in Sicherheit zu bringen. Und zahlreiche Netze und Krabbenkörbe wurden von der Flut beschädigt oder fortgespült.

Eines Nachts wurde Bach durch einen Traum aus dem Schlaf gerissen; er hatte vor seinem inneren Auge ganz deutlich gesehen, daß einer seiner Fischerfreunde sich in Gefahr befinde. Das Boot des Mannes, das mit einem reichen Heringsfang schwer beladen war, war an einer Stelle leckgeschlagen, und die beiden Fischer waren in der Steuerkabine fest eingeschlafen. In seinem Traum sagte Bach zu dem einen von ihnen: »Wach auf, wach auf!« Der Mann erwachte, bemerkte die Gefahr und erreichte die Küste gerade noch rechtzeitig, denn es drangen bereits große Wassermengen in das Boot ein.

Als Bach erwachte, waren die Traumbilder und das Gefühl einer drohenden Gefahr noch so lebendig in ihm, daß er sofort aus dem Bett sprang, sich eilends ankleidete und an den Strand hinunterrannte, wo die beiden Männer das Boot – genau wie er es im Traum gesehen hatte – gerade unter letzter Kraftanstrengung angelandet hatten. Er half, das Boot an den Strand zu ziehen, und der Fischer erzählte ihm: »Wir waren beide eingeschlafen, als ich plötzlich aufwachte und das hereinströmende Wasser bemerkte. Es war gerade noch rechtzeitig. Wäre ich auch nur ein paar Minuten später aufgewacht, so hätten wir es ganz sicher nicht mehr bis zum Ufer geschafft. Aber wie kommst du eigentlich gerade jetzt hierher?«

Viele solcher Vorfälle ereigneten sich in diesen Jahren. Bachs ausgeprägtes Mitgefühl und brennendes Interesse an allen Lebenserscheinungen schufen ein starkes Band zwischen ihm und seinen Mitmenschen. Und aufgrund dieser inneren Verbundenheit erreichte ihn der Hilferuf von allen, die in Not geraten waren.

Oftmals erhielt er Briefe von seinen Patienten, oder sie kamen zu ihm und berichteten ihm, daß er ihnen in einer Nacht, da sie vor Schmerzen nicht hätten schlafen können, erschienen sei und seine Hand auf ihren Kopf oder ihren Arm gelegt habe, woraufhin sie sofort eingeschlafen seien.

In einer kalten, stürmischen Nacht spazierte Bach am Strand entlang: Die Rettungsmannschaften waren in Bereitschaft, der diensthabende Ingenieur schlief direkt neben dem Motor des Rettungsbootes und ließ diesen zwischendurch immer wieder einmal laufen, um ihn warm zu halten. Plötzlich hörte Bach in der Ferne angstvolle Hilferufe, und er sah ganz deutlich ein kleines Schiff, das hilflos in den aufgewühlten Wellen trieb.

Sofort meldete er, was er gehört hatte, und beschrieb genau die Position des Schiffes weit draußen auf hoher See. Die Rettungsmannschaft wäre gerne aufgebrochen. Da jedoch weder Notfeuer noch die üblichen Notsignale auszumachen waren, waren den Männern die Hände gebunden.

Bach war in großer Sorge und wanderte die ganze Nacht am Strand auf und ab, denn er konnte die Hilferufe immer noch hören und auch das in Seenot geratene Schiff sehen.

Am nächsten Morgen wurde einige Meilen entfernt das Wrack eines kleinen Schiffes an der Küste angeschwemmt.

Auch Bachs Heilkräfte hatten sich inzwischen noch weiter entfaltet. Manch einer brauchte ihn nur anzusehen, und sei es auch nur aus der Ferne, um zu fühlen, wie ein Strom von Lebenskraft in ihm zu fließen begann.

Während seines ersten Jahres in Cromer traf er einmal auf einem Waldspaziergang einen Förster, bei dem er sich nach dem besten Weg zurück zum Meer erkundigte. Der schon ältere Mann sah krank aus. Die beiden kamen ins Gespräch, und der Förster erzählte, daß er Probleme mit seinem Mund habe. Er erklärte, seine Zunge sei von dem Leiden so sehr in Mitleidenschaft gezogen, daß er weder schmerzfrei essen noch trinken, rauchen oder sprechen könne.

Der Förster hatte keine Ahnung, daß er mit einem Arzt sprach, er hielt sein Gegenüber für einen ganz normalen Sommerfrischler, der auf einem Waldspaziergang Erholung suche. Bach hatte erkannt, daß sich die Krankheit des Försters bereits in einem fortgeschrittenen Stadium befand und daß es nach schulmedizinischen Erfahrungen kaum eine Heilchance gab. Er legte seine Hand auf die Schulter des Försters und sagte: »Kommen Sie doch mal bei mir vorbei. Ich wohne in der Stadt – dann können wir zusammen ein Glas Bier auf Ihre Gesundheit trinken.«

Aber sie sollten sich erst zwei Jahre später wiedertreffen. Eines Tages wurde Edward Bach auf der Straße von einem Mann angehalten, der ihn ansprach: »Sir, ich möchte Ihnen sagen, daß ich seit dem Tag, an dem ich Ihnen im Wald begegnet bin, nie mehr die geringsten Schmerzen an meiner Zunge verspürt habe.« Er öffnete seinen Mund und zeigte seine Zunge, die sauber und völlig gesund aussah.

Eines Abends wurde Bach zu einem kleinen Mädchen gerufen, das eine schmerzhafte Warze an einem ihrer Finger hatte. Bereits mehrere Nächte hindurch hatte die Kleine deswegen ständig geweint. Nichts schien ihr Erleichterung zu verschaffen. Bach nahm sie auf den Schoß, hielt ihre kleine Hand und sagte zu ihrer Mutter: »Sie können sie jetzt zu Bett legen. Sie wird heute Nacht durchschlafen. Ihr Finger ist geheilt.«

Die Mutter brachte die Kleine ins Bett, und als sie noch einmal nach dem Finger sah, stellte sie fest, daß die Warze verschwunden war.

Häufig fühlte Edward Bach sich gedrängt, zu einer ganz bestimmten Zeit einen ganz bestimmten Ort aufzusuchen, und immer stellte er bei solchen Gelegenheiten fest, daß an dem betreffenden Ort seine Hilfe oder sein Rat benötigt wurde. Einmal erhob er sich mitten während einer Mahlzeit und eilte zum Ende des Piers; dort fand er einen Mann, der sich in einem so hoffnungslosen und entmutigten Zustand befand, daß er im Begriff war, ins Meer zu springen. Er hatte dazu einen Zeitpunkt ausgewählt, da voraussichtlich niemand in der Nähe sein würde. Er war arbeitslos und konnte beim besten Willen keine neue Stellung finden.

Bach sagte dem Mann, er solle es noch einmal versuchen, dann werde ihm Erfolg beschieden sein. Dann lud er ihn in den Gasthof zu einem Bier und einem guten Essen ein. Am nächsten Morgen wurde dem Mann eine gutbezahlte Stellung angeboten.

An einem bitterkalten Winternachmittag war Bach einmal in einem einige Meilen von Cromer entfernten Dorf unterwegs, als er plötzlich das Gefühl hatte, er müsse sofort in das Städtchen zurückkehren. Beinahe im Laufschritt erreichte er Cromer, wo gerade von einem Rettungsboot ein Fischer an Land gebracht wurde, der bei stürmischer See über Bord gegangen war.

Der bewußtlose Mann wurde an Land getragen, und die Rettungsleute versuchten ihn mit künstlicher Beatmung am Leben zu erhalten. Aufgrund seiner hochentwickelten Wahrnehmungsfähigkeit konnte Bach den Geist des Mannes über dessen Körper schweben sehen; deshalb drängte er die Männer, in ihren Bemühungen fortzufahren. Nachdem sie es zwei Stunden lang versucht hatten, glaubten die Männer, es sei aussichtslos, die Atmung und den Kreislauf des Fischers noch einmal in Gang zu bringen. Bach bat sie jedoch inständig weiterzumachen, denn er hoffte, der Geist des Mannes werde sich doch noch entschließen, in den Körper zurückzukehren – dann würden die Erste-Hilfe-Maßnahmen diesen Prozeß wesentlich erleichtern.

Aber trotz acht Stunden unablässigen Bemühens – in der Zwischenzeit war die Körpertemperatur des Schiffbrüchigen wieder ein wenig angestiegen, und ein wenig Farbe war in sein Gesicht zurückgekehrt – hatte sein Geist offensichtlich beschlossen, die körperliche Wohnstatt endgültig zu verlassen, und zog sich in oberer Richtung zurück.

Erst jetzt gestattete Bach den Männern, die Wiederbelebungsversuche einzustellen. Keiner der Anwesenden wußte, was Edward Bach gesehen hatte, und niemand verstand, daß er die Lebensretter nur aus einem Grund immer wieder gebeten hatte, in ihren Bemühungen fortzufahren: weil er wußte, daß, solange der Geist noch in unmittelbarer Nähe des Körpers verweilte, die Chance bestand, daß er sich zur Rückkehr entschließen werde. Deshalb war es nötig, den Organismus in einem Zustand der Aufnahmebereitschaft zu halten.

Dieses Ereignis – das heißt Bachs unermüdlicher Einsatz für das Leben eines ihrer Kameraden – gewann ihm nicht nur die Herzen sämtlicher Fischer in Cromer, sondern auch die Sympathien der Nachbarstadt, aus der der Ertrunkene stammte. Es war auch der Auslöser dafür, daß sich das Verhältnis zwischen den Fischern dieser beiden Orte freundschaftlicher gestaltete.

Bachs unerschütterliches Vertrauen in seine Intuition und sein inneres Wissen führte mitunter zu Heilerfolgen, die andere als Wunder oder als übernatürlich bezeichnen würden. Er überließ sich grundsätzlich dem ersten Gedanken, der ihm kam, und handelte nach dieser Eingebung, bevor Einsprüche des Verstandes ihn beirren konnten. Und immer wieder lieferten ihm die kleinen Geschehnisse seines täglichen Lebens – die Entdeckung und Zubereitung seiner pflanzlichen Heilmittel, die spontanen Heilerfolge durch seine Hände sowie seine manchmal lebensrettende Fähigkeit, die Zukunft vorherzusagen – den Beweis dafür, daß der Mensch mittels seiner Intuition und seines Instinktes mit der großartigen Quelle aller Weisheit verbunden ist, jener Macht, der nichts unmöglich ist.

Bach entdeckt weitere neunzehn Heilmittel

Eines Morgens im März 1934 verließ Bach Cromer, um während der folgenden Wochen – auf der Suche nach einem kleinen Haus irgendwo in einem stillen Dörfchen – zahlreiche südenglische Grafschaften zu durchwandern. Wieder einmal waren seine finanziellen Reserven beinahe erschöpft. Aber er war zuversichtlich, er werde – sobald er den richtigen Ort gefunden habe – auch Mittel und Wege finden, das für seinen Lebensunterhalt notwendige Geld irgendwie zu verdienen. Denn er wollte seinem Prinzip treu bleiben, seine Patienten auch weiterhin kostenlos zu behandeln.
Tatsächlich war es ihm während der vergangenen vier Jahre fast wie durch ein Wunder immer wieder gelungen, soviel Geld aufzubringen, wie nötig war, um England und Wales zu durchreisen, sich ordentlich zu kleiden, einen festen Wohnsitz aufrechtzuerhalten und seinen Lebensunterhalt zu bestreiten. Zwar hatten ihn einige seiner Freunde bisweilen unterstützt, aber alles übrige verdankte er, wie er selbst immer wieder betonte, der schützenden Hand jener großen Macht, die über ihn und die Durchführung seiner Lebensaufgabe wachte.

Die meisten Menschen hielten ihn für einen wohlhabenden Mann. Sie glaubten, er habe während seiner Londoner Zeit ein bedeutendes Kapital angesammelt und seine Gepflogenheit, Patienten umsonst zu behandeln, sei mehr oder weniger die Laune eines reichen Mannes. Nur wenige wußten, daß er oftmals auf das Notwendigste verzichten mußte, um die für die Zubereitung seiner Arzneien notwendigen Flaschen und den erforderlichen Branntwein zu kaufen.

Auf der Suche nach einem Häuschen durchstreifte er nun Sussex, Kent und Buckinghamshire, aber er fand nichts Passendes, bis er schließlich wieder ins Themse-Tal gelangte, für das er schon immer eine besondere Vorliebe gehabt hatte. Er mietete in Sotwell, einem unweit Wallingford in Berkshire gelegenen Dörfchen das kleine Haus »Mount Vernon«.

Er bezog das Haus im April 1934 und hatte nach der Anschaffung einiger Möbelstücke fast sein ganzes Geld verbraucht. Trotzdem hatte er keinerlei Zukunftsangst, sondern betrachtete seine gegenwärtige Situation als ein weiteres aufregendes Abenteuer.

Wie bereits erwähnt, entdeckte er einige Tage später die Waldtrespe, die letzte Heilpflanze aus der Serie der sieben Helfer, und bereitete daraus das Mittel Wild Oat.

Er war froh, nun in seinem neuen Heim endlich zur Ruhe zu kommen, erfreute sich des Friedens und der Schönheit des hübschen kleinen Dorfes und machte sich mit Begeisterung daran, den kleinen Garten umzugestalten, der das Haus umgab. Da er in den letzten Wochen noch zunehmend sensitiver geworden war, hatten ihn die hinter ihm liegenden Reisen stark erschöpft. Deswegen informierte er niemanden über seinen gegenwärtigen Aufenthaltsort und ließ auch in dem kleinen Dorf nichts davon verlauten, daß er Arzt sei. So konnte er einige ungestörte Wochen verbringen und neue Kraft sammeln.

Während dieser Wochen arbeitete er an der zweiten Fassung jenes Werkes, das er *Die zwölf Heiler und sieben Helfer* nannte. Es erschien im Juli 1934.

Sobald Bach eine neue Serie oder Gruppe von Heilmitteln entdeckt und erprobt hatte, gab er seine Ergebnisse sogleich bekannt. Parallel dazu überarbeitete er seine bereits im Druck erschienenen Heilmittelbeschreibungen und ergänzte sie um neue Erkenntnisse. Dieses alles war sehr arbeits- und kostenaufwendig. Der Verkauf der beiden kleinen Bücher »Heile dich selbst« und »Die zwölf Heiler« brachte ihm keinerlei finanziellen Gewinn, denn er ließ sie so preiswert wie möglich veröffentlichen, damit jedermann sie erwerben könne. Den geringen Profit, den die einzelnen Auflagen erbrachten, investierte er sogleich wieder in die Druckkosten der nächsten Auflage.

Auch die Arzneien, welche einige Londoner Apotheker aus den ihnen von Bach kostenlos überlassenen Urtinkturen herstellten, brachten ihm kein Geld ein. Er hatte nämlich nur eine einzige Bedingung mit der Überlassung der Urtinkturen verknüpft: Die Arzneien sollten so preisgünstig wie möglich an die Kundschaft abgegeben werden. Er betrachtete diese »aus den Blumen des Feldes« hergestellten Arzeneien als ein Geschenk des Schöpfers, die deswegen einer echt kommerziellen Verwertung nicht zugeführt werden sollten.

Die langen, ruhigen Tage, die Edward Bach mit der Gartenarbeit verbrachte, gaben ihm seine alte Spannkraft bald zurück. Sein Aufenthaltsort war inzwischen bekannt geworden, und die Patienten strömten nun wieder in großer Zahl herbei. Da er seine Arbeit und seine umfangreiche tägliche Korrespondenz allein nicht mehr bewältigen konnte, wies er drei Assistenten in die Erledigung dieser Aufgaben ein.

Im Frühsommer 1934 fuhr er überdies einmal wöchentlich nach London, um dort Patienten zu betreuen. Aber er fand den Lärm und die Menschenansammlungen dort nach wie vor außerordentlich anstrengend. So beschloß er, ganz in Sotwell zu bleiben und den kleinen Ort zum Zentrum seiner Arbeit zu machen – einer Arbeit, von der er wußte, daß sie schon sehr bald allgemeine Anerkennung finden werde. Auch war er fest davon überzeugt, daß seine pflanzlichen Heilmittel bereits in naher Zukunft allgemein Verwendung finden würden.

Etwa zu dieser Zeit stellte einer von Bachs Assistenten diesem das ebenfalls in Sotwell gelegene Haus »Wellspring« für seine Arbeit zur Verfügung. Es war ein prächtiges altes Haus mit Deckenbalken aus Eichenholz und breiten, offenen Kaminen, das von einem großen Garten und einem Obstgarten umgeben war, an die sich zwei Felder anschlossen. Und in seinen Mußestunden machte sich Edward Bach nun daran, die Einrichtung des Hauses selbst zu zimmern und gleichzeitig »Mount Vernon« neu zu möblieren.

Er verfertigte nach eigenen Entwürfen Stühle und Sitzbänke, Bettgestelle, Tische und Kommoden aus Ulmen- und Kiefernholz und verwendete statt Nägeln meistens Holzstifte. Dann beizte er die Werkstücke mit Walnußsaft und beließ sie ansonsten unpoliert.

Obwohl er sich noch nie vorher in seinem Leben mit Schreinerarbeiten befaßt hatte, ging ihm diese Arbeit rasch und leicht von der Hand. Da er die Bäume liebte, bereitete ihm der Umgang mit Holz großes Vergnügen, und die Möbelstücke, die das Produkt dieser Arbeit waren, boten in ihrer einfachen Würde in der Tat einen schönen Anblick.

Die Arbeit nahm ihn zwar körperlich in Anspruch, gewährte jedoch seinen Gedanken freien Spielraum. Und das kam ihm in dieser Periode sehr zustatten, denn das Gefühl der Rastlosigkeit, das ihn in der Vergangenheit immer dann befallen hatte, wenn neue Forschungsaktivitäten und somit neue Entdeckungen bevorstanden, ergriff auch jetzt wieder Besitz von ihm. Er wußte, daß wieder eine Menge Arbeit vor ihm lag.

Nachdem er das letzte aus der Serie der neunzehn Pflanzenheilmittel gefunden hatte, hatte er geglaubt, er sei nun am Ende seiner Forschungsarbeit angelangt. Jetzt jedoch erkannte er, daß es noch weitere Heilmittel für gewisse negative Seelenzustände zu finden gelte, die in seinen bisherigen Typengruppen noch nicht erfaßt waren.

Da er jedoch vor Anbruch des nächsten Frühlings keine neuen Heilpflanzen suchen konnte, war er dankbar für die Schreinerarbeit, in die er seine Kreativität während der Wintermonate investieren konnte.

Das für die Auffindung und Zuordnung der zweiten neunzehn Heilmittel notwendige Wissen sollte er auf eine völlig andere Weise gewinnen, als es bei der Entdeckung der ersten Heilmittelgruppe der Fall gewesen war.

Während der Tage, die der Entdeckung der Pflanzen der zweiten Serie vorausgingen, geriet Bach selbst in den negativen Seelenzustand, zu dessen Heilung die betreffende Pflanze erforderlich war. Er litt in einem solchen Maße unter diesen Stimmungen, daß seine Mitarbeiter sich wunderten, wie ein Mensch solche seelischen Qualen ertragen könne, ohne dabei den Verstand zu verlieren. Er durchlebte nicht nur schwerste seelische Krisen, manche dieser emotionalen Zustände waren auch von gravierenden organischen Krankheitssymptomen begleitet.

Bachs »freiwillige« Unterwerfung unter derartige Erfahrungen erforderte außergewöhnlich viel Mut und Glaubenskraft. Denn wenngleich er wußte, daß die Entdeckung des richtigen Heilmittels den jeweiligen körperlichen und seelischen Qualen ein Ende setzen werde, so mußte er doch diese neunzehn Heilpflanzen zunächst einmal finden; außerdem war die Entdeckung jeder einzelnen von ihnen mit den verschiedensten Leiden verbunden.

Allein sein ungewöhnlicher Mut und sein brennender Wunsch, die für die Heilung fremden Leides notwendigen Pflanzen aufzufinden, gaben ihm die Kraft durchzuhalten. Obwohl er bisweilen kaum mehr stehen oder sitzen konnte, gönnte er sich keine Ruhepause und schonte sich nicht. Er behandelte weiterhin seine Patienten, führte seine umfängliche Korrespondenz fort und durchstreifte das Land auf der Suche nach neuen Heilpflanzen – mal zu Fuß oder per Fahrrad, gelegentlich aber auch – wenn er zu schwach war, um sich auf den Beinen zu halten – im Auto.

Im März 1935 entdeckte er die erste Heilpflanze der neuen Serie – die Kirsch-Pflaume (*Cherry Plum*).

In den Tagen vor dieser Entdeckung hatte er unter einer schweren Stirnhöhlenentzündung, qualvollen Schmerzen im Bereich der

Wangenknochen und außerordentlich starkem Dauerkopfschmerz gelitten. Die Schmerzen waren von solcher Intensität, daß er in seiner Verzweiflung schon fast glaubte, er werde den Verstand verlieren.

Er wußte, daß er auf der Schwelle zur Entdeckung des zur Behandlung dieses Zustandes geeigneten Mittels stehe. Und eines frühen Morgens ging er hinaus, um die entsprechende Pflanze zu finden. Unterwegs fiel ihm plötzlich eine mit den weißen Blüten der Kirsch-Pflaume übersäte Hecke ins Auge. Er pflückte einige der blühenden Zweige ab und nahm sie mit nach Hause.

Der Charakter dieser Pflanze ist von harter und zäher Beschaffenheit, und im März hat die Sonne noch nicht dieselbe Kraft wie später im Jahr. Deshalb entschloß sich Bach, die blühenden Zweige in kochendem Wasser auf dem Herd eine Zeitlang »ziehen« zu lassen.

Und so geschah es. Er ließ die Zweiglein eine Stunde lang sieden. Als die so gewonnene Flüssigkeit abgekühlt war, goß er sie durch ein Sieb und nahm dann einige Tropfen davon ein. Fast unverzüglich schwanden seine seelischen Qualen und zugleich auch seine körperlichen Beschwerden. Am nächsten Morgen fühlte er sich wieder vollkommen wohl.

Während der folgenden sechs Monate fand er eine nach der anderen die noch ausstehenden achtzehn Heilpflanzen. Er konnte die Heilwirkung der Blüten und jungen Triebe von elf verschiedenen Bäumen nachweisen. Diese Bäume sind: die Ulme (*Common Elm*), die schottische Kiefer (*Pine*), die Lärche (*Larch*), die gelbe Weide (*Willow*), die Espe oder Zitterpappel (*Aspen*), die Weiß- oder Hainbuche (*Hornbeam*), die Eß- oder Edelkastanie (*Sweet Chestnut*), die Rotbuche (*Beech*), der Holzapfel (*Crab Apple*), die Walnuß (*Walnut*) und die Knospe sowie die roten und weißen Blüten der Roßkastanie (*Horse Chestnut*). Des weiteren entdeckte er drei heilkräftige Sträucher: die Stechpalme (*Holly*), das Geisblatt oder den »Jelängerjelieber« (*Honeysuckle*) und die Heckenrose (*Wild Rose*). Den Abschluß dieser Serie bildeten zwei Blumen: der goldige Milchstern (*Star of Bethlehem*), eine der Zwiebel und dem Knoblauch verwandte Blume, sowie der wilde Senf (*Wild Mustard*).

Nur das Mittel *White Chestnut* (Roßkastanie oder Weiße Kastanie) bereitete er nach der Sonnenmethode, die anderen Tinkturen gewann er durch Abkochen. Die so hergestellten Heilflüssigkeiten ließ er erkalten, goß sie durch ein Sieb und füllte sie – aus Konservierungsgründen – in kleine Fläschchen ab, die zur Hälfte Brandy enthielten.

Das letzte Heilmittel dieser neuen Serie präparierte er im August des Jahres 1935. Dann veröffentlichte er seine Erkenntnisse in Form eines Faltblattes, das er in die neugedruckten Exemplare seines Buches *Die zwölf Heiler und sieben Helfer* einlegte.

Die Anstrengungen der vergangenen sechs Monate waren fast übermenschlich gewesen. Bach hatte in rascher Folge Heilpflanze um Heilpflanze entdeckt und nach seinem neuen Verfahren zubereitet. Die seelischen und körperlichen Torturen, die er vor jeder einzelnen dieser Entdeckungen durchlitten hatte, waren so gravierend gewesen, daß er sich nun völlig geschwächt und erschöpft fühlte.

Für den Außenstehenden mag die Entdeckungsmethode dieser Heilpflanzen vielleicht simpel erscheinen. Und nur diejenigen Menschen, die um ihn waren und mit ihm arbeiteten, konnten ermessen, von welch außerordentlichem Mut und welch unerschütterlicher Entschlossenheit er durchdrungen war, die ihn befähigten, diese Erfahrungen durchzustehen.

Sein ganzer Körper war ausgerechnet in der heißesten Jahreszeit tagelang von einem äußerst unangenehmen Ausschlag überzogen, der unaufhörlich brannte und juckte. In einer anderen Phase brachen beständig Geschwüre an seinen Beinen auf, die von den Knöcheln bis zu dem Knie völlig wund waren;die Haare fielen ihm aus, und er verlor fast das Augenlicht. Wieder ein anderes Mal war sein ganzes Gesicht schmerzhaft angeschwollen. Bei nächster Gelegenheit erlitt er eine Blutung, die erst zum Stillstand kam, als er die Heilpflanze gefunden hatte.

Er durchlitt nicht nur die negativen Seelenzustände, zu deren Harmonisierung die neuen Heilpflanzen erforderlich waren, sowie schwerste körperliche Krankheitszustände. Seine Sensibilität war außerdem dermaßen gesteigert, daß er oftmals bereits Stunden, bevor er von einem Patienten aufgesucht wurde, dessen gesamte Krankheitssymptome in sich aufgenommen hatte.

Häufig durchlebte er bereits Stunden vor dem Besuch eines Patienten dessen Krankheit am eigenen Leibe. Und obwohl ihn diese Erfahrungen außerordentlich strapazierten, steigerten sie sein Verständnis und sein Mitgefühl für den jeweiligen Patienten in einem solchen Maße, daß die Kranken – aufgrund seines tiefen Einblicks in ihre jeweilige Problematik – sofort sicher waren, daß er ihnen helfen könne.

Aber trotz der gewaltigen seelischen und körperlichen Belastungen, denen er während dieser Monate ausgesetzt war, verlor er niemals sein reges Interesse am Leben der Dorfgemeinschaft und wurde auch nie müde, die für die Gesundheit und das Wohlbefinden seiner Mitmenschen so unerläßliche harmonische und optimistische Stimmung zu verbreiten.

Er arrangierte Singabende im Dorfgasthof und tat sich dabei, wenn es nötig war, auch solistisch hervor. Er lachte und scherzte mit seinen Freunden. Die erste Getränkerunde des Abends ging sicher auf seine Rechnung. Auch engagierte er sich für die Kricket- und die Fußballmannschaft des Ortes, und wann immer auf einer Wiese, die er dem örtlichen Club überlassen hatte, ein Fußballspiel ausgetragen wurde, stand er anfeuernd am Spielfeldrand. Wenn Bach in Begleitung seines Spaniels Lulu, mit einem Stock in der Hand, barhäuptig und mit einem üppigen Bart geschmückt einherschritt, war er schon eine eindrucksvolle Erscheinung, die rundum Zufriedenheit und menschliche Wärme ausstrahlte.

Sotwell. Der Vortrag *Heilende Pflanzen*. Letzte Krankheit und Tod Edward Bachs

Obwohl sich Bach infolge der Strapazen der vergangenen sechs Monate noch immer sehr müde und erschöpft fühlte, blieb ihm auch jetzt kaum Zeit, sich zu entspannen. Die Zahl seiner Patienten nahm ständig zu, so daß er selbst und seine Mitarbeiter unentwegt beschäftigt waren. Zahlreiche Menschen kamen, um sich in die Grundsätze und die Anwendung der Blütentherapie einweisen zu lassen, und aus allen Teilen der Welt trafen Briefe von Ärzten und medizinischen Laien mit positiven Erfahrungsberichten ein.

Das bereitete Bach besondere Genugtuung, war es doch sein Hauptanliegen gewesen, eine Heilmethode zu finden, die für jeden, auch für den medizinischen Laien leicht zu handhaben sei. Er war persönlich ganz entschieden der Ansicht, die Heilung von Kranken dürfe nicht das Vorrecht einer Minderheit sein, sondern daß jedem, der den Wunsch verspüre, leidenden Menschen zu helfen, in gewisser Weise dieses Recht zukomme.

Als er daher im Januar 1936 von der Ärztekammer ein Schreiben erhielt, in dem er auf die hinsichtlich der Beschäftigung unqualifizierter Mitarbeiter geltenden Bestimmungen hingewiesen wurde, beschloß er, der Kammer seinen diesbezüglichen Standpunkt in aller Deutlichkeit darzulegen. Es war ihm relativ gleichgültig, ob man ihm deswegen die ärztliche Approbation entziehen werde oder nicht. Tatsächlich wäre ein solcher Schritt Bachs Intentionen sogar in gewisser Hinsicht entgegengekommen, legte er doch in erster Linie Wert darauf, als »Herbalist« zu gelten – wie er sich selbst gern bezeichnete. Für ihn stand fest: Er würde niemals aufhören, die Menschen zu belehren und ihnen dabei zu helfen, sich selbst zu heilen.

Am 8. Januar 1936 sandte er deshalb den folgenden Brief an die Ärztekammer:

An den Vorsitzenden der Ärztekammer

Sehr geehrter Herr Kollege,
da ich von Ihnen ein Schreiben erhalten habe, in dem ich auf die hinsichtlich der Beschäftigung unqualifizierter Mitarbeiter gelten-

den Bestimmungen hingewiesen worden bin, empfinde ich es als meine Ehrenpflicht, Sie davon in Kenntnis zu setzen, daß ich eine ganze Reihe derartiger Mitarbeiter beschäftige und diese Praxis auch beizubehalten gedenke.

Wie ich der Kammer bereits zu einem früheren Zeitpunkt mitgeteilt habe, betrachte ich es als eine Pflicht und als ein Privileg des Arztes, Kranke wie Gesunde zu belehren und dabei zu unterstützen, sich selbst zu heilen.

Ich stelle deshalb Ihr weiteres Vorgehen ganz in Ihr Ermessen.

Seitdem mir der Nachweis gelungen ist, daß die »Kräuter des Feldes« so einfach und wirkungsvoll zu Heilzwecken zu verwenden sind, habe ich der Schulmedizin den Rücken gekehrt.

Mit freundlichen Grüßen
Edward Bach

Er war innerlich voll und ganz auf die Nachricht gefaßt, daß man ihm die Approbation entzogen habe. Ein solcher Schritt hätte bedeutet, daß ihm selbst und seinen Mitarbeitern fortan Hausbesuche bei Patienten untersagt gewesen wären. Aber das war für ihn nur von untergeordneter Bedeutung, denn er hatte inzwischen herausgefunden, daß jene Patienten am meisten von der Blütentherapie profitierten, die sich die Mühe machten, zu ihm in die Praxis zu kommen.

Er verschickte auch Kopien dieser Briefe an seine Laien-Mitarbeiter in anderen Teilen des Landes. In einem kurzen Begleitschreiben bemerkte er:

»Beiliegend die Kopie eines Schreibens, das ich heute an die Ärztekammer gerichtet habe. Dieser Brief wird bewirken, daß uns allen bereits in Kürze Hausbesuche grundsätzlich untersagt sein werden.

Die Kranken werden in Zukunft zu uns kommen müssen, im Einzelfall können wir uns aber auch auf die Auskünfte der Eltern oder Verwandten des betreffenden Kranken stützen. Wie wir wissen, ist das aber sehr sinnvoll, denn es sind die Kranken, die sich wirklich darum bemühen, als erste wieder gesund zu werden. Am ehesten genesen solche Menschen, die in einem überfüllten Wartezimmer sogar mit dem Fußboden Vorlieb nehmen, wenn das die einzige Möglichkeit ist, mit ihrem Heiler in Kontakt zu kommen.«

Nachdem er diese Mitteilungen abgeschickt hatte, vergaß er im Trubel seiner aufreibenden Arbeit die ganze Angelegenheit. Wochen und Monate verstrichen, doch ein Antwortschreiben der Ärztekammer ging nicht ein, und er hörte auch später nie wieder etwas von der ärztlichen Standesorganisation.

Im Sommer 1936 überarbeitete er das Manuskript zur dritten Auflage seines Buches *Die zwölf Heiler und andere Arzneien*, die im September desselben Jahres erschien.

In mühsamer Kleinarbeit brachte er die Beschreibungen der ersten neunzehn der von ihm entdeckten Heilpflanzen auf den neuesten Stand und erweiterte das Manuskript um so einfach wie mögliche Charakterisierungen der später gefundenen Heilpflanzen und ihrer Anwendung. Schließlich war er sicher, daß jedermann seine Beschreibungen verstehen und die einzelnen Charaktertypen unterscheiden könne.

Sobald er das Manuskript an den Verleger abgeschickt hatte, machte er sich daran, unter dem Titel *Heilende Kräuter* eine Abhandlung über die Behandlungsmethode und Form der Diagnose zu verfassen. Er war inzwischen zu der Überzeugung gelangt, der beste Weg, seine Heilpflanzen einer breiteren Öffentlichkeit bekanntzumachen, sei eine Vortragsreise. Er plante, gemeinsam mit seinen Mitarbeitern von Ort zu Ort zu reisen und Vorträge zu halten. Das erste derartige Referat hielt er am 24. September 1936, seinem fünfzigsten Geburtstag, in der nahegelegenen Stadt Wallingford.

Gegen Ende Oktober verließen ihn plötzlich seine Kräfte. Sein Körper, der ihm stets ein so treuer Gefährte gewesen war, zeigte sich weiteren Anstrengungen nicht mehr gewachsen. Edward Bach war gezwungen, das Bett zu hüten.

Aber selbst durch diesen Zustand ließ er sich nicht in seiner Arbeit unterbrechen. Unter seiner Anleitung führten seine drei Assistenten seine umfangreiche Korrespondenz fort, hielten Vorträge in Städten und Dörfern und behandelten Patienten.

Er schulte seine Mitarbeiter mit großer Sorgfalt. Denn jetzt, da sämtliche Heilpflanzen entdeckt waren und die neue Methode der Krankenbehandlung feste Konturen gewonnen hatte, war es sein Wunsch, seine Assistenten sowie diejenigen Menschen in der ganzen Welt, die sein pflanzliches Heilsystem bereits mit großem Erfolg praktizierten, mit allen Aspekten dieses Verfahrens vertraut zu machen.

Danach stünde ihm die Möglichkeit offen, all seine Zeit und Aufmerksamkeit seiner zukünftigen Aufgabe zu widmen. Denn er wußte, daß im Zusammenhang von Krankheit und Heilung noch weitere Erkenntnisse auf ihn warteten. Allerdings wußte er nicht zu sagen, welcher Art seine Aufgaben im einzelnen seien und ob er sie auf dieser Erde oder auf einer anderen Ebene der geistigen Existenz zu erfüllen habe.

Er betrachtete das Leben als einen unaufhörlichen Prozeß, einen endlosen Strom, der auch durch das, was wir Tod nennen, nicht unterbrochen wird; unser körperliches Sterben war für ihn nichts weiter als der Übergang in einen anderen Seinszustand. Und er war überdies davon überzeugt, daß wir manche Aufgaben nur hier auf dieser Erde, andere hingegen ausschließlich auf spirituellen Seinsebenen erfüllen können.

Seine bewunderungswürdige seelische Vitalität, die Fähigkeit, seine Leiden leichtzunehmen, sein unverwüstlicher Humor und Lebenswille bestärkten in seinen Freunden die Hoffnung, er werde bald zu neuen Kräften gelangen, aber statt dessen wurde er immer schwächer. Während dieser Wochen durchlebte er noch einmal eine kurze Phase der Erholung, sein Appetit und seine Kraft nahmen wieder zu, aber diese Zustandsbesserung hielt nicht lange an, und am Abend des 27. November 1936 verstarb er im Schlaf.

Ihm waren nur relativ wenige Lebensjahre zugemessen, aber während dieser fünzig Jahre arbeitete er unaufhörlich nur für die Verwirklichung des einen Zieles: kranke Menschen mit einfachen und natürlichen Mitteln gesund zu machen. Als er dann alles vollendet hatte, was ihm auf dieser Erde zu tun möglich war, gab er seinen irdischen Leib gerne dahin, um seine Aufgabe auf einer anderen Daseinsebene fortzuführen.

Er war zuversichtlich, daß jene, die ihn im Leben begleitet hatten, auch nach seinem Tode damit fortfahren würden, die Botschaft von der heilenden Kraft der Pflanzen in seinem Sinne weiterzuverbreiten.

Sein ganzes Leben hatte er selbstlos in den Dienst seiner Mitmenschen gestellt. Seine Großzügigkeit war von solcher Art, daß er nur wenige persönliche Besitztümer zurückließ. Er hatte kaum mehr Kleider als jene, die er am Leibe trug, alles übrige hatte er verschenkt. Die ganze Barschaft, die er hinterließ, belief sich auf etwas mehr als fünfzig Pfund. Sie waren der Rest einer kleinen Erbschaft von hundert Pfund, die ihm kürzlich zugefallen war, und er hatte die Absicht gehabt, auch diesen Betrag in weitere Arbeiten zu investieren.

Es war immer seine Gepflogenheit gewesen, sämtliche schriftliche Notizen, die er im Verlauf seiner Forschungsarbeiten angefertigt hatte, in dem Augenblick zu vernichten, da sich seine Hypothesen bestätigt und er seine Ergebnisse veröffentlicht hatte. Er tat dies, um seine Nachfolger nicht durch widersprüchliche Aufzeichnungen zu verwirren. Denn es war ja sein Ziel, die Behandlung von Krankheiten möglichst zu vereinfachen und den Menschen ihre Angst zu nehmen, die die meisten befällt, wenn der Gedanke an Krankheit in ihrem Kopf auftaucht.

Deshalb erklärte er immer wieder: »Ich möchte es so einfach machen: Wenn ich Hunger habe, gehe ich in den Garten und hole mir einen Salat. Wenn ich mich verängstigt fühle, nehme ich eine Dosis Mimulus.«

Die Wirkungen der achtunddreißig Heilpflanzen

Zwischen 1930 und 1936 behandelte Bach sämtliche Krankheiten ausschließlich mit seinen pflanzlichen Heilmitteln, und die Ergebnisse bestätigten voll und ganz seine Überzeugung, daß die wahren Heilkräfte in den Pflanzen, Blumen und Bäumen der Natur enthalten sind. Diese Tatsache war auch zu Bachs Zeit bereits seit Jahrhunderten bekannt, seit jenen frühen Zeiten nämlich, da die Menschheit ganz und gar auf die Heilwirkung von Pflanzen und Kräutern angewiesen war.

Mehr als das, Bach hatte sein Ziel erreicht, reine und einfache Arzneien zu finden, die den Heilungsprozeß unterstützen, ohne auf seiten des Patienten schmerzhafte oder belastende Reaktionen auszulösen. Denn die achtunddreißig Pflanzen heilen sanft und verläßlich, und da sich unter ihnen keine giftigen Pflanzen befinden, besteht kein Anlaß, die Auswirkungen von Überdosierungen oder falscher Anwendung zu fürchten.

Diese Heilmittel lassen sich aber bei Bedarf auch in Verbindung mit anderen Therapieformen und Medikationen verwenden, ohne daß ihre Wirkung dadurch im geringsten geschmälert würde. Im übrigen ist ihre Anwendung so einfach, daß man sie genauso bedenkenlos zu Hause aufbewahren und benutzen kann wie die Heilkräuter Culpeppers und anderer alter Pflanzenkundiger, die teilweise noch heute in Gebrauch sind.

Mit Hilfe der neunzehn weiteren Heilmitteln erzielte er insbesondere bei solchen Patienten ausgezeichnete Ergebnisse, die auf die Mittel der ersten Gruppe nicht richtig angesprochen hatten. So war er stolz darauf, daß ihm während all der Jahre, die er im schulmedizinisch orientierten Klinikbetrieb tätig gewesen war, nicht eine Arznei bekannt geworden war, die sich hinsichtlich ihrer Heilkraft mit den achtunddreißig Blütenheilmitteln vergleichen ließ.

Chronische Erkrankungen aller Art, die sich jahrelang als therapieresistent erwiesen hatten, schwanden nach der Blütentherapie häufig innerhalb bemerkenswert kurzer Zeit. Patienten, denen das Leben infolge geringfügigerer Beschwerden, wie etwa chronischer Bronchitis, Kopfweh oder Frostbeulen, zur Last geworden war oder die an Überanstrengung, Sorgen, Ängsten und Depressionen litten, obwohl kein organischer Befund vorlag – sie alle gewannen nicht nur ihr körperliches, sondern gleichermaßen ihr seelisches Wohlbefinden zurück. Dabei wurden oftmals selbst ihre kühnsten Erwartungen noch übertroffen.

Einer von Bachs männlichen Patienten hatte in den Schützengräben des Ersten Weltkriegs einen Schock erlitten und konnte infolgedessen den Aufenthalt in geschlossenen Räumen nicht ertragen. Bereits beim leisesten Geräusch sprang er auf, und fuhr auf der Straße nur ein Auto vorüber, so begann er zu zittern und konnte nicht mehr sprechen. Nacht für Nacht litt er unter entsetzlichen Träumen, aus denen er laut schreiend, am ganzen Körper bebend und schweißgebadet aufwachte. Wegen dieser Symptome fürchtete er sich regelrecht vor dem Zubettgehen. Er war außerordentlich unruhig, beständig von einer undefinierbaren Angst besessen und lebte in der Furcht, daß er einer Verzweiflungstat fähig sei, sofern dieser Zustand noch lange anhalte. Auch mit seinem körperlichen Befinden stand es nicht zum besten: Er litt ständig unter erheblichen Verdauungsstörungen, unter Blähungen und Verstopfung sowie chronischen Rückenschmerzen.

Bach verschrieb ihm Rock Rose gegen die Panikzustände, Cherry Plum gegen die Angst, eine Verzweiflungstat zu begehen, Aspen gegen die Angst vor dem Unbekannten, Mimulus gegen die Angst vor Menschen und Geräuschen, Sweet Chestnut gegen die fast unerträglichen seelischen Qualen, Scleranthus gegen seinen unausgeglichenen, unstabilen Gemütszustand und Agrimony gegen seine Ruhelosigkeit.

In der folgenden Woche berichtete der Patient, er fühle sich nun ruhiger; er habe drei traumlose Nächte verbracht und auch die Rückenschmerzen seien erträglicher geworden. So erhielt er eine weitere Gabe der genannten Mittel und tauchte danach einen Monat lang nicht mehr zur Konsultation auf. Nach Ablauf dieser Zeit erklärte er, sein Befinden habe sich außerordentlich gebessert.

Während der gesamten vier Wochen hatte er nur einen einzigen Alptraum gehabt. Seine Verdauungsschwierigkeiten waren zurückgegangen, sein Darm arbeitete normal, und – was für ihn am wichtigsten war – er konnte wieder in der Kantine seiner Arbeitsstelle Mittag essen und mußte sich nicht mehr von seinen Kollegen absondern. Er sah nun zuversichtlich seiner Heilung entgegen, hatte allerdings noch Probleme mit dem Straßenverkehr und mit Lärmeinwirkung.

Er erhielt deshalb Mimulus, Agrimony, Aspen, Honeysuckle und Larch. Die Honeysucklegaben wurden ihm verordnet, weil er dazu neigte, zu häufig über die Vergangenheit und die Ursachen seines gegenwärtigen Leidens nachzudenken. Das Mittel Larch wurde ihm verabreicht, um sein Selbstwertgefühl zu steigern.

Erst acht Monate später kam der Patient neuerlich zu Dr. Bach. Er berichtete, er habe sich in letzter Zeit so wohl gefühlt, daß er keiner Arzneien bedurfte habe. Er hatte seine Angst- und Panikgefühle völlig verloren, hatte einen tiefen und gesunden Schlaf und fühlte sich lebensfroher und zufriedener als während der gesamten vergangenen zwanzig Jahre. Abgesehen von gelegentlichen depressiven Zuständen und leichten Verdauungsbeschwerden betrachtete er sich als geheilt.

Bach verschrieb ihm nun die Mittel Scleranthus, Mimulus, Rock Water, Gentian und Mustard: Scleranthus, um das wiedergewonnene innere Gleichgewicht des Patienten und dessen Selbstbewußtsein zu stabilisieren, Mimulus gegen seine Angst vor dem Verzehr bestimmter Nahrungsmittel, von denen er glaubte, daß sie ihm nicht bekämen, Rock Water, weil er sich inzwischen zu einem Menschen äußerst strikter Grundsätze entwickelt und sich einer bis ins einzelne geregelten Lebensführung unterworfen hatte, und Gentian und Mustard schließlich, um seinen gelegentlichen depressiven Stimmungen entgegenzuwirken.

Diese Heilmittelkombination nahm der Mann nun drei Wochen lang ein. Und während der folgenden Monate kam er in gewissen Abständen zur Konsultation, da es ihn – wie er erklärte – beruhige, obwohl er sich rundum wohl fühle, ein Fläschchen seiner Arzneien zu Hause zu haben.

Ein anderer Mann hatte im Ersten Weltkrieg eine Gasvergiftung erlitten, und er hatte bisweilen noch immer Atembeschwerden. Auch litt er immer wieder unter Magenschmerzen und Übelkeit, was ihm das Arbeitsleben sehr erschwerte.

Er vertrat äußerst dezidierte Ansichten, war sehr tüchtig, hatte jedoch ein leicht dominierendes Auftreten. Diese Persönlichkeitsmerkmale indizierten die Verordnung des Mittels Vine. Er war wütend über seinen gesundheitlichen Zustand und machte beständig die Umstände seiner Entstehung, die Gasvergiftung, dafür verantwortlich. Aufgrund dieser Symptome erhielt er Willowgaben. Da er sich im Gespräch überwiegend auf die Vergangenheit bezog, verschrieb Bach ihm außerdem das Mittel Honeysuckle.

Während seiner Anfälle wurde der Patient sehr ängstlich: Mimulus – war unentschlossen: Scleranthus – und litt unter starken Depressionen: Mustard.

Die sechs Heilmittel nahm er vier Wochen lang ein, und nach Ablauf dieser Zeitspanne hatte sich sein Befinden so deutlich verbessert, daß er wieder voll Hoffnung war und seine Ängste und Depressionen gänzlich verschwunden waren. Er setzte die Behandlung während der – für einen Menschen seiner Symptomatik äußerst schwierigen – Wintermonate fort und überstand auch diese Zeit zu seiner eigenen Überraschung ohne größere Rückfälle.

Die Medikation wurde je nach seinem seelischen Befinden variiert. Während einer Phase war er sehr in Sorge, da er fürchtete, seine Frau sei schwerkrank. Diese Angst bewirkte ein Wiederauftreten seiner Magenschmerzen und seiner Atemnot. Diese übertriebene Besorgtheit um einen anderen Menschen indizierte das Mittel Red Chestnut, das er in Verbindung mit Clematis verabreicht erhielt; denn er hatte jegliches Interesse an seiner Arbeit verloren, ging nur noch im Traum umher und dachte immerzu nur an seine Frau.

Ein andermal war er nach einer Phase intensiver Arbeit derart geschwächt und ausgelaugt, daß er am Ende seiner Kraft angelangt war. Sein Geist war so erschöpft, daß er die Gedanken an seine Arbeit nicht abschütteln konnte, ständig innerlich Selbstgespräche führte und über Probleme grübelte. Er erhielt Gaben von Olive und White Chestnut. Mit Hilfe dieser beiden Mittel gewann der Patient schon bald seine Kraft und seinen Seeelenfrieden zurück.

Am Ende dieses Jahres hatte er seine ursprünglichen Krankheitssymptome ganz und gar vergessen; er stattete Edward Bach nur mehr gelegentliche Besuche ab, um sich gegen Erkältungen, leichte rheumatische Beschwerden in den Beinen und ähnliches behandeln zu lassen.

Eine Dame kam zu Edward Bach und bat ihn um Hilfe. Sie litt bereits seit Jahren an den Knöcheln beider Beine an Krampfadergeschwüren, die mitunter abheilten, jedoch bereits nach kürzester Zeit neuerlich aufbrachen. Ihre Beine und Füße waren angeschwollen und stark verfärbt, und sie klagte über chronischen Juckreiz. Sie glaubte inzwischen nicht mehr an eine Heilung und hatte sich mit ihrem Zustand abgefunden, wollte aber dennoch die pflanzlichen Arzneien einmal ausprobieren.

Sie erhielt nun mehrere Wochen lang gegen ihre Hoffnungslosigkeit das Mittel Gorse, wegen ihrer resignativen Selbstaufgabe Wild Rose und wegen der Belastungen durch den Juckreiz Agrimony. Die Patientin gewann nun wieder ein wenig Hoffnung, und auch der Juckreiz nahm ab. Gleichwohl gab es kein Anzeichen für ein Nachlassen der Schwellungen und ebensowenig für eine Zurückbildung der Geschwüre.

Sie war sehr unglücklich wegen ihrer Beine und betrachtete diese als unrein. Um diesem emotionalen Zustand entgegenzuwirken, wurde der Medikation nun Crab Apple hinzugefügt und ebenfalls Chicory, denn sie war eine Frau, die sich unnötige Sorgen wegen ihrer Kinder und der Bewältigung ihres Haushalts machte.

Innerhalb weniger Wochen heilte das Geschwür am rechten Knöchel, aber das Bein war noch immer angeschwollen und verfärbt, und auch am linken Knöchel war keinerlei Besserung festzustellen.

Die Patientin hatte offenbar jeglichen persönlichen Antrieb und alles wirkliche Lebensinteresse verloren, ihr Leiden hatte sie in ihrer Selbstentfaltung eingeengt und daran gehindert, all die Dinge zu tun, die sie gerne getan hätte. Außerdem schien sie selbst kaum noch den aktiven Wunsch nach einer Verbesserung ihres Befindens zu verspüren. Diese Haltung indizierte ganz eindeutig die Verordnung des Mittels Wild Oat, das sie als Einzelmittel einnahm.

Die Wirkung stellte sich beinahe augenblicklich ein; auch war eine erstaunliche Zustandsbesserung festzustellen. Sie berichtete, das Geschwür am linken Knöchel werde kleiner und eitere weniger als zuvor, auch die Schwellung und Verfärbung beider Beine gehe allmählich zurück, und der Juckreiz habe nachgelassen.

Die Wild-Oat-Gaben wurden nun mehrere Wochen lang fortgesetzt, und es stellte sich eine zunehmende Besserung ein, bis schließlich beide Geschwüre verheilt waren und nur eine leichte Schwellung der Fesseln zurückblieb. Diese Zustandsbesserung war von Dauer.

Ein Gärtner, der zu Edward Bach kam, litt zu diesem Zeitpunkt bereits seit mehreren Wochen an beiden Händen unter einer Dermatitis. Die Haut war rissig und rauh, und auf beiden Handrücken hatte er große wunde Stellen; außerdem litt er unter einem fast unerträglichen Juckreiz. Er hatte bereits die verschiedensten Behandlungsmethoden ausprobiert, jedoch ohne bleibenden Erfolg.

Der Mann hatte ein glückliches und fröhliches Naturell; er steckte voll Energie und lachte und sang bei der Arbeit. Seine Kümmernisse und Sorgen verbarg er vor seiner Frau und seinen Freunden. Dieses Persönlichkeitsbild deutete auf Agrimony. Er erhielt außerdem noch eine Reihe weiterer Arzneien: White Chestnut, weil er beständig um den Verlust seines Arbeitsplatzes fürchtete und diesen Gedanken nicht abzuschütteln vermochte – Holly und Impatiens, weil er gegenüber andern ungeduldig und reizbar war, obwohl er sein Bestes tat, dies zu verbergen –, und schließlich Elm, weil er ausgesprochen gewissenhaft war und sich in Abständen immer wieder fragte, ob er seiner Verantwortung und den Anforderungen seiner Tätigkeit überhaupt gewachsen sei.

Diese fünf Heilmittel wurden ihm sowohl zur oralen Anwendung als auch in Form einer Lotion verschrieben. Erst Wochen später tauchte der Patient wieder auf und berichtete, daß seine Hände völlig geheilt seien. Bereits einige Tage, nachdem er begonnen hatte, die Arznei anzuwenden, hatte er die Verbände abnehmen können. Sowohl der Juckreiz als auch die mit seiner Krankheit verbundene seelische Belastung hatten aufgehört, und die Haut an seinen Händen war wieder makellos weich, geschmeidig und gesund. Er hatte keinen Rückfall.

Ein Arbeiter, der Edward Bach aufsuchte, litt bereits seit vielen Jahren an einer Dermatitis beider Hände. Bei einer ersten Untersuchung befanden sich seine Hände in einem bemitleidenswerten Zustand; sie waren wund und schmerzten, die Nägel waren schon beinahe ganz zerstört und eitrig, der Juckreiz war fast unerträglich. Die gleichen Erscheinungen traten auch schon vereinzelt an den Beinen auf.

Infolge mangelnden Schlafes war er völlig erschöpft und aufgrund dessen wiederum intolerant gegenüber andern Menschen und voll Wut über seinen gesundheitlichen Zustand. Er hatte sich zur Behebung seines Leidens schon zahlreichen Therapien unterzogen, deren Mißerfolg ihn depressiv und mutlos stimmte.

Deshalb erhielt er die folgenden Arzneien zur oralen und lokalen Anwendung: das Mittel Olive gegen seinen Erschöpfungszustand, Beech und Holly gegen seine Reizbarkeit und Intoleranz, Crab Apple zur Reinigung und Gentian zur Behebung seiner Niedergeschlagenheit und seiner Mutlosigkeit.

Er suchte Edward Bach drei Monate lang in regelmäßigen Abständen auf. Die von der Dermatitis befallenen Stellen an den Beinen verheilten sehr rasch, und auch sein Allgemeinbefinden besserte sich zügig. Die Abheilung der Hände indes brauchte längere Zeit. Die Medikation wurde je nach dem jeweils vorherrschenden Stimmungsbild variiert. In einer Phase war er voll Selbstmitleid und zeitweise äußerst melancholisch. Bach verordnete ihm daher Chicory- und Mustardgaben. Als der Patient einmal einen schwachen Rückfall hatte, versank er in einen Zustand der Hoffnungslosigkeit und verlor jegliches Interesse an seiner Arbeit. Gorse und Clematis halfen ihm über diesen Zustand hinweg und brachten ihn wieder auf den Weg der Genesung.

Nach Ablauf von drei Monaten waren seine Hände geheilt, und er behauptete, er fühle sich gesundheitlich und seelisch besser als seit vielen Jahren.

Ein zehnjähriger Junge, der zu Edward Bach in Behandlung kam, hatte bereits seit zwei Jahren in periodischen Abständen immer wieder Schübe von Nesselausschlag am Hals, am Rücken und auf der Brust. Er war ein fröhlicher kleiner Kerl, der sich um seinen Ausschlag nicht weiter kümmerte, obwohl der während der einzelnen Schübe auftretende Juckreiz ihn nachts nicht schlafen ließ und auch sein Allgemeinbefinden in Mitleidenschaft zog. Seinem ganzen Temperament zufolge war die Verordnung von Agrimony angezeigt, und er erhielt diese Arznei zur oralen und lokalen Anwendung. Bereits einige Tage später hatte sich sein Zustand erheblich gebessert. Nach weiteren zwei Monaten hatte er einen leichten Rückfall, der mit Hilfe des gleichen Mittels rasch geheilt werden konnte. Und seither – inzwischen sind fünf Jahre vergangen – hat er keinen weiteren Rückfall erlitten.

Einmal suchte ein Mann mittleren Alters Edward Bachs Hilfe. Er litt unter einer schweren rheumatischen Arthritis der Hüft-, Knie-, Fuß- und Handgelenke und hatte bereits jegliche Hoffnung auf Heilung aufgegeben. Er bewegte sich mit Hilfe von zwei Stöcken vorwärts, hatte jedoch ständig Schmerzen. Seine Gelenke waren bereits stark deformiert, seine Muskeln atrophiert, und sein Allgemeinbefinden ließ sehr zu wünschen übrig. Er litt unter chronischer Verstopfung und Hämorrhoiden, die ihm beständig zu schaffen machten und häufig bluteten.

Obwohl er große Schwierigkeiten hatte, sich überhaupt fortzubewegen, ging er weiterhin seiner Arbeit nach, die ihn dazu zwang, täglich viele Stunden auf den Beinen zu sein. In der Hoffnung, sich wenigstens eine geringfügige Erleichterung zu verschaffen, hatte er schon alle möglichen Therapien über sich ergehen lassen, jedoch auf diesem Wege nur unbedeutende Erfolge erzielt.

Er war ein ausgesprochen nervöser Mann, der unentwegt in der übertriebenen Sorge lebte, seine Familie oder seine Arbeit würden unter seinem Gebrechen leiden. Er machte sich wegen seiner Krankheit schwere Vorwürfe und arbeitete viel zuviel, wodurch er sein Leiden nur verschlimmerte und reizbar und überempfindlich wurde.

Bach verordnete ihm die folgenden Arzneien: Gorse gegen seine negative Haltung, Red Chestnut gegen seine übertriebene Besorgtheit um andere, Pine gegen die Neigung zu Selbstvorwürfen, Vervain wegen seines übertriebenen Willenseinsatzes, Centaury gegen seine Schwäche, Mimulus gegen seine Ängstlichkeit und schließlich Impatiens zur Harmonisierung seiner Reizbarkeit und Ungeduld.

Diese Mischung nahm er einen Monat lang ein und war begeistert über ihre Wirkung. Er hatte nun geringere Schmerzen und fühlte sich beim Gehen entschieden weniger in den Knie- und Hüftgelenken behindert, so daß er sogar schon größere Entfernungen bewältigen konnte.

Allmählich keimte die Hoffnung in ihm auf, daß er möglicherweise wieder ganz gesund werde. Gleichwohl geriet er von Zeit zu Zeit immer wieder in Phasen des Zweifels und tiefer Niedergeschlagenheit. Gegen diese Zustände wurden ihm Gentian- und Mustardgaben verordnet. Den mitunter auftretenden Mangel an Selbstwertgefühl des Patienten versuchte Bach mit dem Mittel Larch entgegenzuwirken.

Da der Kranke beruflich ganz England bereisen mußte, kam es, daß zwischen seinen Besuchen in Sotwell häufig eine längere Zeitspanne verstrich. Trotzdem schritt seine Genesung kontinuierlich voran, und schließlich konnte er auf seine Stöcke verzichten und relativ beschwerdefrei etwa eine Strecke von drei Meilen gehen. Er vermochte nun wieder fast aufrecht zu stehen und hatte die volle Bewegungsfreiheit seiner Hüften zurückgewonnen. Sein linkes Knie war nach wie vor steif und bereitete Schmerzen, aber der Zustand seiner Handgelenke war praktisch normal. Er hatte an Gewicht zugenommen, wenngleich seine Beinmuskulatur noch immer kümmerlich und schwach war.

Voll Ungeduld wünschte er nun, möglichst rasch gesund zu werden – und erhielt infolgedessen das Mittel Impatiens. Auch probierte er parallel zu Edward Bachs Behandlung noch eine Reihe weiterer Therapien aus und benutzte neben den pflanzlichen Heilmitteln noch die verschiedensten Salben und Spezialpräparate, wofür er noch eine ganze Menge Zeit und Geld aufwandte. Auch seine früheren Erfahrungen, die ihm die Wirkungslosigkeit solcher »Kuren« bereits vor Augen geführt hatten, konnten ihn von der Verwendung dieser Wundermittel nicht abbringen. In dieser Phase verschrieb Bach dem Patienten Chestnut Bud.

Etwa ein Jahr nach seiner ersten Einnahme war der Patient ein neuer Mann. Er konnte ohne Stöcke fünf Meilen weit auf dem harten Londoner Pflaster gehen. Seine Verdauungsschwierigkeiten waren verschwunden, und seine Hämorrhoiden machten ihm nur mehr selten zu schaffen. Er konnte problemlos schlafen und essen und fühlte sich glücklicher als seit vielen Jahren. Sein linkes – noch immer ein wenig steifes – Knie war zwar auch jetzt noch nicht völlig schmerzfrei, und seine Beinmuskulatur war nach wie vor ein wenig schwach; ungeachtet dessen war er nun wieder imstande, einen vollen Arbeitstag zu bewältigen, ohne abends unangemessen erschöpft zu sein.

Ein junges Mädchen kam zu Edward Bach. Sie litt seit längerem unter chronischen Erkältungen, die sie einfach nicht loswerden konnte und die ihr Allgemeinbefinden so stark beeinträchtigten, daß sie glaubte, einer Berufstätigkeit nicht gewachsen zu sein. Dennoch kämpfte sie tapfer weiter.

Die ersten zwei oder drei Heilmittel, die ihr verordnet wurden, blieben relativ wirkungslos. Dann versuchte es Bach mit Hornbeam, und nachdem sie eine Flasche dieses Mittels eingenommen hatte, verbesserte sich ihr Gesundheitszustand auffällig. Den Rest jenes Winters ebenso wie den folgenden verbrachte sie ohne die geringsten Erkältungssymptome.

Ein älterer Herr hatte fünf Wochen, bevor er Edward Bach aufsuchte, einen heftigen Ischiasanfall gehabt. Der Schmerz war sehr stark, und er konnte weder beschwerdefrei gehen noch sitzen oder liegen. Der überraschende Anfall hatte eine Art von Schock in ihm ausgelöst, so daß er sehr verängstigt war. Die ständigen Schmerzen machten ihn zusätzlich reizbar und irritierbar. Er hatte sich bereits einer Behandlung unterzogen, die ihn von den schlimmsten akuten Symptomen befreit hatte, litt allerdings noch immer unter Schmerzen im rückwärtigen Oberschenkel und in der Wade, die sich nachts und im Sitzen noch verschlimmerten.

Zur Auflösung des Schocks, den der überraschende Anfall ausgelöst hatte, erhielt er Star of Bethlehem. Die Mittel Larch und Mimulus wurden verordnet, um ihm sein Selbstvertrauen wiederzugeben und ihm die Furcht zu nehmen, er dürfe wegen des Risikos eines erneuten Anfalls sein Bein nicht voll belasten. Impatiens und Vervain sollten dem Zustand der Reizbarkeit und Verspanntheit, in dem er sich befand, entgegenwirken.

Nach Ablauf einer Woche verspürte er keine Schmerzen mehr im Oberschenkel. Er konnte wieder schlafen, klagte aber weiterhin über Schmerzen in der Wade und Schwäche der Beinmuskulatur. Er war ruhelos und wartete ungeduldig, daß der Schmerz endlich ganz nachlasse.

Er erhielt weiterhin Impatiens, Vervain, Mimulus und Larch – außerdem Agrimony gegen seine Ruhelosigkeit und Hornbeam zur allgemeinen Stärkung. Innerhalb von drei Wochen war er weitgehend schmerzfrei, konnte wieder schlafen und normal gehen und beschwerdefrei längere Strecken Auto fahren.

Das Mädchen, von dem nachfolgend die Rede sein wird, hatte schon seit ihrer Geburt unter epileptischen Anfällen gelitten – manchmal zwei- oder dreimal in der Woche, dann wieder in Abständen von vier und sechs Wochen.

Sie war ansonsten körperlich gesund und kräftig und hatte stark das Bedürfnis, sich eine Arbeitsstelle zu suchen. Aber die Mutter war der Meinung, das sei unter den gegebenen Umständen nicht gut für ihre Tochter, und ließ sie untätig zu Hause herumsitzen. Diese Lebensumstände frustrierten das Mädchen. Ihr Lebensinteresse und ihr Selbstwertgefühl gingen zurück, was beides nicht zur Besserung ihres Befindens beitrug.

Edward Bach verordnete ihr Clematis, Scleranthus, Larch und Walnut, und sie nahm diese Mittel sieben Wochen lang ein. Während dieser Zeit hatte sie – jeweils am frühen Morgen im Bett – drei Anfälle.

Das Mittel Clematis erhielt sie, um ihr im Zustand der Bewußtlosigkeit, in dem sie während ihrer Anfälle verfiel, eine Unterstützung zu geben und um das Interesse an den Vorgängen in ihrer

Umwelt neu zu entfachen – Scleranthus gegen ihre Unbestimmtheit und ihren Mangel an innerer Ausgeglichenheit. Larch sollte ihr Selbstvertrauen reaktivieren. Und Walnut wurde ihr verordnet, weil sie die Einengung ihrer eigenen Lebensziele durch ihre Mutter zugelassen hatte.

Sie blieb zehn Monate lang in Behandlung. Während dieser Zeit wurde die Mischung immer wieder ihrem jeweils aktuellen seelischen Befinden angepaßt. In einer Phase wurde den übrigen Mitteln noch Centaury hinzugefügt, um ihr die Kraft zu geben, ihre Vorstellungen auszusprechen und durchzusetzen. Dann erhielt sie während einiger Wochen wieder Oat als Einzelmittel, mit dem Ziel, in ihr das Verlangen nach einer sinnvollen Lebensgestaltung weiter anzufachen.

So vergingen fünf Monate, in denen sie von Anfällen völlig verschont blieb. Dann erlitt sie eines Morgens wieder einen leichten Anfall, worüber sie sehr enttäuscht war. Deshalb wurden der Mischung noch Gentian und Honeysuckle hinzugefügt; die Honeysucklegaben sollten sie dabei unterstützen, die Vergangenheit endgültig hinter sich zu lassen. Und tatsächlich kehrten ihre positive Erwartungshaltung und ihr Vertrauen zurück.

Ihre Persönlichkeitsentwicklung verlief in der Folge zunehmend positiv. Endlich beschloß sie, sich nach einer Beschäftigung umzusehen, da ihr Selbstbewußtsein jetzt stark genug war, und sie sich den Anforderungen des Berufslebens nun gewachsen fühlte. Sie nahm in einer benachbarten Stadt in einem Privathaushalt die Stellung eines Kindermädchens an und setzte während der folgenden Monate die Behandlung – vorsichtshalber – weiter fort.

Als sie Edward Bach zuletzt in seiner Sprechstunde aufsuchte, hatte sie keine weiteren Anfälle mehr erlitten. Das schwächliche, scheue und zur Hysterie neigende Mädchen hatte sich in eine ruhige, selbstbewußte und glückliche junge Frau verwandelt.

Edward Bach – persönliche Eindrücke

Meine Bekanntschaft mit Edward Bach datiert aus den frühen zwanziger Jahren dieses Jahrhunderts. Er war zu dieser Zeit als Pathologe am Londoner Krankenhaus tätig. Wir freundeten uns rasch an, denn ich war sofort von seiner außerordentlichen Auffassungsgabe und der Originalität seines Denkens fasziniert. Deshalb war ich sehr schnell bereit, seine Gedankengänge für meine Arbeit aufzugreifen.

Im Verlauf unserer Zusammenarbeit konnte ich ihm dabei helfen, seine bakteriologischen Forschungsergebnisse mit der geltenden homöopathischen Praxis und Krankheitsbetrachtung in Beziehung zu bringen. Und ich kann gar nicht genug betonen, wie dankbar ich bin für alles, was ich während dieser Zeit von Edward Bach gelernt habe.

Später wohnten wir im selben Haus und pflegten auch einen sehr intensiven persönlichen Umgang. Aufgrund dieser freundschaftlichen Verbindung entstand unser gemeinsames Buch *Chronic Disease*. Dieses Buch begründete Edward Bachs Freundschaft mit Dr. Dishington und Dr. Paterson aus Glasgow, und diese beiden Ärzte erweiterten ihrerseits wiederum das Spektrum unserer wissenschaftlichen Forschungsaktivitäten. Anläßlich eines internationalen Kongresses konnten wir gemeinsam unsere wissenschaftlichen Thesen im Jahr 1927 erstmals einer breiten wissenschaftlichen Öffentlichkeit vortragen.

Kurze Zeit darauf begann Bach jene Ideen zu entwickeln, mit denen sein Name heute unauflöslich verknüpft ist. Er gelangte allmählich zu der Ansicht, daß ein Großteil seiner früheren Lehren fehlerhaft sei, und wandte sich deshalb von der Bakteriologie ab.

In jenen späteren Jahren ist es mir nicht immer leichtgefallen, seinen Gedankengängen zu folgen, und er hielt mich in dieser Zeit – befürchte ich – für langsam und reaktionär.

Aber ich möchte an dieser Stelle meine Zuneigung und Achtung für einen Mann zum Ausdruck bringen, der gewiß etwas von jener Qualität besaß, die wir Genialität nennen, und der jederzeit ein verläßlicher und großzügiger Kamerad und Freund gewesen ist. Ich habe selten einen Menschen gekannt, der so frei war vom Makel der Geldsucht, so redlich in seinem Altruismus, so mutig in seinem Eintreten für das, was er als richtig erkannt hatte.

Die Welt ist durch den Verlust Edward Bachs ärmer geworden.

C.E. Wheeler, M.D., B.S., B.Sc.

Bei Edward Bach war Genie mit Frohsinn und Einfachheit des Wesens mit großer Bescheidenheit, die sich nichts auf eigene Leistungen zugute hält, verbunden. Dadurch gewann er die Zuneigung all derer, die mit ihm arbeiteten oder persönlich mit ihm in Berührung kamen.

Seine herausragende Persönlichkeit, sein intuitives Wissen, seine tiefe Kenntnis der menschlichen Natur, sein unbeirrtes Festhalten an der als richtig erkannten Lebensaufgabe allen Widerständen zum Trotz, alles dieses machte ihn zu einem der außergewöhnlichen Charaktere, die um ihrer selbst und um ihrer Arbeit willen zu allen Zeiten von der Welt geliebt worden sind.

Er war – obwohl er wesentlich größer erschien – von mittlerer Statur und breitschultrig, hatte blondes Haar und schöne braune Augen. Die intensive Vitalität und geistige Wachheit seiner Ausstrahlung erregten die Aufmerksamkeit, wo immer er in Erscheinung trat.

Die Güte und die außergewöhnliche Großzügigkeit seines Wesens fanden ihren Ausdruck zum einen in dem Umstand, daß er jegliches Detail seiner Entdeckungen zum Nutzen aller sofort veröffentlichte. Zum andern manifestierte sich diese innere Einstellung in seiner nie ermüdenden Bereitschaft, Menschen in Not zu helfen: mit medizinischem Rat, durch Geldzuwendungen oder ganz praktisch mit seiner Hände Arbeit.

Mr. Jack Davies, einer der Fischer aus Norfolk, mit denen er befreundet war, sagte von ihm: »Ich hatte ihn so gerne, weil er jederzeit bereit war – ob bei Tag oder Nacht –, jedermann – ganz gleich, in welcher Form – zur Hilfe zu eilen. Ob der Betreffende reich oder arm war, interessierte ihn dabei nicht im geringsten.«

Seine Großmütigkeit und sein völlig fehlender Erwerbssinn waren ursächlich dafür, daß er vom materiellen Standpunkt aus gesehen zeitlebens ein armer Mann geblieben ist. Aber auf eine wundersame Weise waren seine Taschen niemals leer, wenn er wirklich etwas brauchte. Er fand es immer wieder erheiternd, daß seine

Kleidungsstücke immer zuerst in den Hosen- und Jackentaschen Löcher aufwiesen, weil sie dort am meisten strapaziert wurden.

Neue Kleider waren ihm verhaßt. Er ging in seinen alten Sachen umher, solange er sich wohl in ihnen fühlte, und wenn er doch einmal einen neuen Anzug brauchte, so wählte er den leichtesten Stoff aus, den er finden konnte, und achtete auf einen möglichst weiten Schnitt. Einschränkungen seiner körperlichen Bewegungsfreiheit konnte er ebensowenig ertragen wie Übergriffe auf seine persönliche Lebensgestaltung und Versuche, ihn von seiner Lebensaufgabe abzubringen.

Obwohl er während seiner Jahre in London gelegentlich einen Hut trug, fühlte er sich durch diesen »Kopfschmuck« beständig irritiert, so daß der Hut nie lange auf seinem Kopf blieb. Diejenigen, die ihn damals gekannt haben, erinnern sich an die Zuckungen und Verrenkungen, die er unbewußt ausführte, um das leichte Gewicht abzuschütteln. Und als er London verließ, ließ er auch seinen Hut zurück und trug nie mehr eine Kopfbedeckung, bis er sich später zum Schutz vor dem stürmischen Wetter der Küste einen Südwester zulegte.

Niemals dachte er auch nur für einen Moment über seine äußere Erscheinung nach, und wenn ihn jemand deshalb zur Rede stellte, wie es bisweilen geschah, erklärte er: Wenn man *ihn* zu sprechen wünsche, so müsse man ihn schon so nehmen, wie er sei. Falls man indes lieber mit einem Anzug Umgang pflegen wolle, so sei er gerne bereit, dem Betreffenden einen solchen zukommen zu lassen.

Einmal wanderte er – wie gewöhnlich in seinen alten, abgetragenen Sachen – mit einem neuen Fußball unter dem Arm eine kleine Landstraße entlang. Ein Passant, der ihn so sah, aber nicht kannte, fragte in der nahegelegenen Stadt sogleich im nächsten Fachgeschäft, ob man dort einen Fußball vermisse.

Nach dem Grund dieser Annahme gefragt, erwiderte er: »Ich habe unterwegs einen Landstreicher mit einem neuen Fußball unter dem Arm gesehen«, und beschrieb dessen Erscheinung.

»Ach so, das ist Dr. Bach«, beeilte sich der Ladenbesitzer zu erklären. »Er hat den Ball gerade gekauft, um ihn den Dorfjungen zu schenken. Der macht ständig solche Sachen.«

Der damalige Passant erzählte diesen Vorfall selbst, als er einige Zeit später Bachs Patient wurde und von Bachs Blütenheilmitteln sehr profitierte.

Wo immer Bach sich auch während der letzten sieben Jahre seines Lebens aufhielt, ob in Stadt oder Land, er war den Menschen aller Gesellschaftsschichten stets willkommen; sie brachten ihm Vertrauen entgegen und freundeten sich meist rasch mit ihm an. Seine gegenüber Frauen und Männern gleichermaßen verständnisvolle Art und seine offene, vorurteilsfreie Persönlichkeit ließen niemand unbeeindruckt.

Mr. B. A. Barnett, sein Laborassistent am Londoner Homöopathischen Krankenhaus und später am Crescentpark, beschreibt ihn so:

»Dr. Bach war der freundlichste Mann, den ich je getroffen habe. Er war so gut zu allen, ob Reich oder Arm, und er hatte immer ein Lächeln für jedermann.

Was seine Forschungsarbeiten anbelangt: Er war rund um die Uhr damit beschäftigt. Ich habe ihn häufig morgens um halb neun vor Beginn der Sprechstunde aufwecken müssen, weil er die ganze Nacht aufgeblieben war, um zu warten, bis er eine Bakterienkultur aus dem Inkubator herausnehmen konnte. Das zeigt mir, wie sehr er um das Wohlbefinden seiner Patienten besorgt war und welche Anstrengungen er unternahm, um das Bestmögliche für die Gesundheit seiner Mitmenschen zu leisten.

Egal welche technischen Hilfsmittel und Apparaturen ich auch beantragte, er hat mir diesbezüglich niemals einen Wunsch abgeschlagen.«

Edward Bach blieb sich stets selbst treu, wo immer er auch sein mochte, ob er in einem Dorfgasthof Darts spielte, in einem Küstenstädtchen mit den einheimischen Fischern redete, vor einer medizinischen Gesellschaft einen Vortrag hielt oder seine allen Schichten entstammenden Patienten beriet.

Sein Genie war völlig natürlich und ohne Überheblichkeit. Und sein großer Humor wie auch sein vergnügtes Wesen verliehen ihm eine ungeheure Fähigkeit zur Freude, sowohl an der Arbeit als auch bei allen persönlichen Aktivitäten.

Während seiner arbeitsreichen Londoner Jahre hielt er sich durch Boxen fit und durch frühmorgendliches Rudern auf dem kleinen See im Regent's Park. Im Winter konnte man ihn dabei beobachten, wie er die hungrigen Möwen mit Sprotten und die Enten und Spatzen im Park mit Brotkrumen fütterte.

Er besaß die außergewöhnliche Gabe, all jenen, die zu ihm kamen, das Gefühl zu vermitteln, sie seien seinesgleichen. Und vor allem war er eines jener seltenen Individuen, die in anderen Menschen Freude und die Lust zu leben erwecken können, sowie ein gesteigertes Wahrnehmungsvermögen für die Schönheit in allen Dingen ihrer Umgebung.

Er betrachtete das Leben als ein herrliches und wundervolles Abenteuer, das uns alle nur denkbaren Erfahrungen und alles notwendige Wissen schenkt.

Obwohl er unverblümt seine Meinung sagte und um der Wahrheit willen auch nicht davor zurückschreckte, Anstoß zu erregen, hat er es immer abgelehnt, mit anderen zu streiten oder zu argumentieren. Er war rasch in seinen Entscheidungen, und ebenso rasch setzte er sie in die Tat um. Niemals ließ er sich durch die Meinung anderer Menschen entmutigen oder wankend machen. Und so trug ihm seine unbeirrbare Zielstrebigkeit auch bei manchen Menschen Unverständnis, bei der großen Mehrheit jedoch tiefe und dauerhafte Zuneigung ein.

Er besaß die Fähigkeit, aus den Ergebnissen seiner Forschungen unverzüglich praktische Konsequenzen zu ziehen, und diese Schlußfolgerungen waren, gemessen an den geltenden Maßstäben, mitunter unorthodox oder sogar revolutionär und erweckten oftmals Zweifel und Skepsis in jenen, die seinen Gedankengängen so rasch nicht folgen konnten.

Sein intensiver Wunsch, anderen beizubringen, genauso rasch zu verstehen und zu lernen wie er selbst, ließ ihn auf geistige Schwerfälligkeit mitunter ungeduldig reagieren. Aber diese Stimmung hielt meistens nicht lange an, denn im Grunde genommen war er grenzenlos geduldig. Und obgleich sein Zorn bei Ungerechtigkeiten schnell entflammt war und er dann sehr deutlich werden konnte – wobei er immer die Partei des Schwächeren ergriff –, ermutigte er den Schwachen dennoch, seinen Kampf selbst auszufechten und so seine Selbstachtung zurückzugewinnen.

Für einen Mann wie Bach, der aufgrund seines Genies anders dachte und fühlte als seine Mitmenschen, war das Leben nicht immer leicht.

Seine intuitiven Fähigkeiten und seine hochentwickelte geistige und körperliche Sensitivität brachten für ihn zeitweise auch viel Leid mit sich, und er hatte ein überdurchschnittliches Maß an Schmerz und Krankheit, Schwierigkeiten und Not zu ertragen. Aber durch diese Zustände ging er mutig und dankbar hindurch, denn er wußte, daß er durch diese seine Erfahrungen anderen Men-

schen letztlich den Weg erleichtern würde. So hieß es von ihm, er habe sieben Drachen erschlagen, damit andere den Mut fänden, ein einziges Ungeheuer zu überwinden.
In einem seiner Notizbücher heißt es: »Kein Mensch sollte sich zum Führer seiner Mitmenschen berufen fühlen, solange er in seinem besonderen Wissensgebiet nicht erfahrener ist als seine Anhänger, sei es auf militärischem oder auf dem Gebiet der Politik oder in welcher Sphäre des menschlichen Seins auch immer. Daraus folgt: Um ein Ratgeber und Führer in Nöten, Schwierigkeiten, Krankheit, Verfolgung und so weiter zu sein, muß man ein noch größeres Wissen um diese Dinge und noch tiefere Erfahrungen haben, als es den Anhängern hoffentlich je bestimmt sein wird.«

Bach war in der Tat auf seinen Mut und seinen Glauben in sehr hohem Maße angewiesen. Denn während seiner letzten sieben Lebensjahre lernte er die Einsamkeit kennen. Die Arbeit, die er in diesen Jahren durchführte, beruhte ganz und gar auf einem Wissen, das er ausschließlich seiner Intuition verdankte. Und für einen Menschen, der sich ganz von seiner inneren Stimme leiten läßt, hat die Welt weder Verständnis noch Ermutigung bereit, denn sie verlangt kausale Erklärungen und wissenschaftliche Beweise, bevor sie bereit ist zu glauben. Aber die praktischen Ergebnisse seiner Forschungen, das heißt die Heilung so vieler leidender Menschen, war ihm Lohn genug

Das erste Mal traf ich Edward Bach anläßlich des Internationalen Homöopathie-Kongresses von 1929. Diese Begegnung war der Anfang einer Freundschaft, die bis zu seinem Tode andauerte. Während dieser Jahre habe ich das Privileg genossen, mit ihm beständig persönlich oder brieflich in Kontakt zu stehen und so an all seinen neuen Entdeckungen teilzunehmen.

Ein Merkmal seiner Arbeit war sein selbstloser Wunsch, der leidenden Menschheit zu helfen. Er wollte nichts für sich selbst. Die Entdeckung jedes einzelnen seiner Heilmittel erfüllte ihn mit Freude und Dankbarkeit gegenüber demjenigen, aus dessen Händen alles kommt. Denn er betrachtete sich nur als ein Instrument dieser göttlichen Kraft. In einem Brief, in dem er die Heilqualitäten eines neuen Mittels erläuterte, schrieb er: »Dieses ist nicht mein Werk. Lob und Preis sei Ihm, der uns unser Wissen zur Heilung der Menschheit verleiht. Zwar ist Bach jetzt nicht mehr unter uns, aber sein Werk lebt fort, und nur jene, denen es vergönnt war, mit ihm zu arbeiten, können den Wert seiner Entdeckungen ganz ermessen.«

J.F. Wheeler, M.R.C.S., L.R.C.P.

Das Motto, das man über Edward Bachs Leben stellen könnte, heißt: Einfachheit. Und Einfachheit ist auch das Grundprinzip seines Lebenswerkes, der nach ihm benannten Bach Blütentherapie.

Auch seine persönlichen Vorlieben waren einfacher Natur. Er hatte Freude an den kleinen Dingen, und auch das Geringste, das der Sorgfalt und Aufmerksamkeit bedurfte, war ihm Interesse und Zuwendung wert. Er liebte die kleinen Dörfer der englischen Landschaft, die fröhlichen Lieder abends in den Gasthäusern; es machte ihn glücklich, in seinem Garten zu arbeiten, den Fischern beim Einholen ihrer Boote zu helfen oder das offene Land und die Flußufer auf der Suche nach neuen Pflanzen und Blumen zu durchforschen.

Sein Charakter hatte viele Facetten: Er verband Milde und starkes Mitgefühl mit großer Energie und Zielstrebigkeit. Er war von einem Idealismus erfüllt, der zugleich enorm praktisch orientiert war; sein Temperament war leicht entflammbar, aber sein Zorn war ebenso schnell wieder verraucht, wie er gekommen war. Und er war, wie einmal jemand über ihn geschrieben hat, »in allererster Linie ein Mann, der einen mit neuer Zuversicht erfüllen konnte, wenn einmal alles schieflief«.

Eigentlich genügt ein einziges Wort, um Edward Bach zu charakterisieren, und dieses Wort heißt: »Natürlichkeit«.

Er war unter allen Umständen, wo immer und in wessen Gesellschaft er sich auch befinden mochte, er selbst. Er verschwendete keinen Gedanken auf die Meinung anderer, denn vor seinem inneren Auge stand als leuchtendes Beispiel Jesus Christus, der alle hohen Qualitäten in sich vereinigt hatte: Männlichkeit, Sanftmut und die Kraft, der Wahrheit ins Gesicht zu sehen.

Bach lebte sein Leben ohne Anmaßung und falsche Posen, nur seinem eigenen Wesen verpflichtet, und durch sein Beispiel ermutigte er alle, die mit ihm zu tun hatten, sich der Größe und Schönheit bewußt zu werden, die in ihnen selbst verborgen liegt.

Wir alle, die wir das Privileg genossen haben, während seiner letzten Lebensjahre in enger Gemeinschaft mit Dr. Edward Bach zu leben, können dafür gar nicht dankbar genug sein.

In diesem Werk des Heilens, das er auf uns übertragen hat und das wir in seinem Namen weiterführen, erkennen wir dankbar seine Inspiration und Hilfe an.

Das einzige, worauf es ankommt, ist GLÜCKLICHSEIN. Allein Glück und Zufriedenheit erheben die Seele und eröffnen den Weg zur Gesundheit, ebenso wie das Unglücklichsein in all seinen Formen der Krankheit den Weg ebnet.

Die großen Feinde des Glücks und der Zufriedenheit sind solche Gefühlszustände wie Furcht, Lebensangst, Niedergeschlagenheit, Ungeduld, Reizbarkeit, Kummer und so fort.

Aber Bach hat sich nicht damit begnügt, auf diese Zusammenhänge hinzuweisen. Er wußte, wie vergeblich der Versuch ist, einen furchtgeschüttelten Patienten allein durch Worte aus diesem Zustand zu befreien, und wie sinnlos es ist, einem tieftraurigen Menschen zu raten, er solle gefälligst glücklich sein. Wir alle wissen aus Erfahrung, wie schwer es ist, solche widrigen Stimmungen abzuschütteln.

Dr. Bach war in allererster Linie ein Praktiker. Darum war seine Freude groß, als er entdeckte, daß es in unserer natürlichen Umwelt gewisse Pflanzen und Bäume gibt, welche die Kraft besitzen, uns von unsern Ängsten, Sorgen, unserer Ungeduld zu befreien und uns dazu verhelfen, unsere Lebensfreude wiederzugewinnen.

Und mit der Rückkehr des inneren Glücks und der Zufriedenheit kehrt zugleich auch unsere Gesundheit zurück; denn eine Veränderung des seelischen Befindens eines Patienten muß der körperlichen Veränderung vorangehen, damit sich die Krankheit – welche es auch sei – gleichsam auflösen kann.

Fast immer erklären die Patienten, nachdem sie die Pflanzenheilmittel eingenommen haben: »Oh, ich fühle mich jetzt soviel wohler in meiner Haut.« Und wenn ein Patient dieses sagt, wissen wir, daß es ihm auch bald körperlich bessergehen wird.

Dieses System von Pflanzenheilmitteln, das Dr. Bach uns hinterlassen hat, bedeutet die Rückkehr zur wahren Heilkunst. Denn diese Methode erleichtert nicht nur die körperlichen Symptome, sondern, was viel entscheidender ist, sie heilt unsere Seele, sie erhebt unser ganzes Wesen auf eine glückserfülltere Seinsebene.

Robert Victor Bullen